全国职业培训推荐教材
人力资源和社会保障部教材办公室评审通过
适合于职业技能短期培训使用

刮痧基本技能

中国劳动社会保障出版社

图书在版编目(CIP)数据

刮痧基本技能/曹锐主编. —北京：中国劳动社会保障出版社，2009

职业技能短期培训教材

ISBN 978-7-5045-7823-5

Ⅰ.刮… Ⅱ.曹… Ⅲ.刮搓疗法-技术培训-教材 Ⅳ.R244.4

中国版本图书馆 CIP 数据核字(2009)第 083925 号

中国劳动社会保障出版社出版发行

(北京市惠新东街1号　邮政编码：100029)

*

北京鑫海金澳胶印有限公司印刷装订　新华书店经销

850 毫米×1168 毫米　32 开本　3 印张　74 千字

2009 年 7 月第 1 版　2025 年 1 月第 13 次印刷

定价：7.00 元

营销中心电话：400-606-6496

出版社网址：https://www.class.com.cn

版权专有　　侵权必究

如有印装差错，请与本社联系调换：(010) 81211666

我社将与版权执法机关配合，大力打击盗印、销售和使用盗版图书活动，敬请广大读者协助举报，经查实将给予举报者奖励。

举报电话：(010) 64954652

前言

职业技能培训是提高劳动者知识与技能水平、增强劳动者就业能力的有效措施。职业技能短期培训，能够在短期内使受培训者掌握一门技能，达到上岗要求，顺利实现就业。

为了适应开展职业技能短期培训的需要，促进短期培训向规范化发展，提高培训质量，中国劳动社会保障出版社组织编写了职业技能短期培训系列教材，涉及二产和三产百余种职业（工种）。在组织编写教材的过程中，以相应职业（工种）的国家职业标准和岗位要求为依据，并力求使教材具有以下特点：

短。教材适合15～30天的短期培训，在较短的时间内，让受培训者掌握一种技能，从而实现就业。

薄。教材厚度薄，字数一般在10万字左右。教材中只讲述必要的知识和技能，不详细介绍有关的理论，避免多而全，强调有用和实用，从而将最有效的技能传授给受培训者。

易。内容通俗，图文并茂，容易学习和掌握。教材以技能操作和技能培养为主线，用图文相结合的方式，通过实例，一步步地介绍各项操作技能，便于学习、理解和对照操作。

这套教材适合于各级各类职业学校、职业培训机构在开展职业技能短期培训时使用。欢迎职业学校、培训机构和读者对教材中存在的不足之处提出宝贵意见和建议。

人力资源和社会保障部教材办公室

简介

本书以从事刮痧岗位必备的人体解剖、经络腧穴等基本常识开篇，在简要介绍刮痧基本原则和注意事项、刮痧适应证和禁忌证以及刮痧常用器具和介质的基础上，对刮痧基本操作手法进行了细致的分析，最后从刮痧美容保健和刮痧康复两个方面对刮痧实用技能进行了系统化的梳理和阐释。

本书在编写过程中，考虑到职业技能短期培训学员的实际情况，结合当前刮痧工作实际，理论知识简明，操作技能突出，改变了传统教材倾向理论化、学科化，与岗位实际脱节的弊端，拉近了培训与实际岗位的距离，能较好地实现学员操作能力和应用水平的提高。

全书语言通俗易懂，图文并茂，实用性强。通过本书的学习，培训学员能够从事刮痧相关岗位的工作。

本书主编曹锐，副主编黄芳、李宝岩、李成林、田辉、邱泽林、曹铁军参编。

目录

第一单元　刮痧基本常识 …………………………（ 1 ）

　模块一　人体解剖生理常识………………………（ 1 ）
　模块二　经络、腧穴常识…………………………（ 6 ）
　模块三　刮痧的基本原则及注意事项……………（ 18 ）
　模块四　刮痧的适应证与禁忌证…………………（ 20 ）
　模块五　常用刮痧器具与介质……………………（ 21 ）

第二单元　刮痧基本操作 …………………………（ 25 ）

　模块一　刮痧基本手法与操作要领………………（ 25 ）
　模块二　刮痧常用体位与部位……………………（ 28 ）

第三单元　刮痧美容保健 …………………………（ 32 ）

　模块一　刮痧保健…………………………………（ 33 ）
　模块二　刮痧美容…………………………………（ 43 ）
　模块三　刮痧减肥…………………………………（ 49 ）

第四单元　刮痧康复 ………………………………（ 52 ）

　模块一　内科疾病的刮痧康复……………………（ 52 ）
　模块二　泌尿系统疾病的刮痧康复………………（ 74 ）
　模块三　骨伤科疾病的刮痧康复…………………（ 78 ）
　模块四　皮肤科疾病的刮痧康复…………………（ 85 ）
　模块五　妇科疾病的刮痧康复……………………（ 88 ）

第一单元　刮痧基本常识

刮痧就是运用各种刮痧工具，蘸刮痧介质，在人体某一部位的皮肤上进行刮、挤、揪、捏、刺等物理刺激，使皮肤发红充血，出现一片片或一块块的青紫淤斑或斑点，从而达到保健治病、健身美容等目的的一种自然疗法。

利用刮痧工具作用于人体体表后，皮肤便对这种刺激产生各种各样的反应，主要是颜色与形态变化，如体表局部组织出现潮红、紫红或紫黑色淤斑、小点状紫红色疹子等，与此同时还常伴有不同程度的热痛感。皮肤的这些变化可持续一至数天。一般有病源之处，其表面轻可见微红或红花朵点，重则成斑块，甚至成青黑块疱，触之略有隆突感，此为痧象。随着刮痧的治疗，痧象颜色由暗变红，由斑块变成散点，说明病情在好转，治疗有效，一般说来，无病者多属减肥、美容及保健刮拭者，一般无明显痧象。

刮痧与人体基本生理功能息息相关，因而在学习刮痧技能前必须熟练掌握人体生理的基本常识，了解刮痧的注意事项，以及刮痧用具和介质等。

模块一　人体解剖生理常识

一、人体循环系统的组成和功能

循环系统的正常工作状态对于人体机能有着重要意义，刮痧在体表操作，可以刺激局部微循环，改善局部代谢，从而提高血液的营养作用和淋巴的机体防御能力。

循环系统是由生物体的体液（包括血液、淋巴和组织液）及其借以循环流动的管道组成的系统，包括心血管系统和淋巴系统两部分，它们都以心为中心分布于全身各个部位。心脏的主要作用相当于一个动力泵，推动血液在人体中不停地循环流动，给全身各脏器提供养料。在淋巴管道内流动的淋巴液，辅助体液的回流。淋巴结等淋巴器官和组织，可产生淋巴细胞和抗体，参与机体的免疫功能，构成人体重要的防御体系。

二、人体神经系统的组成和功能

神经系统，尤其是植物神经系统，对于全身各个器官起着重要的支配作用。人体的衰老和神经系统的兴奋性下降有着密切关系，刮痧通过皮下神经末梢刺激，提高神经系统兴奋性以达到强身健体的目的。

人体是一个复杂的机体，各器官、系统的功能不是孤立的，它们之间互相联系、互相制约；同时，人体生活在经常变化的环境中，环境的变化随时影响着体内的各种功能。这就需要对体内各种功能不断作出迅速而完善的调节，使机体适应内外环境的变化。实现这一调节功能的系统主要就是神经系统。神经系统分为中枢神经系统和周围神经系统两大部分。

1. 中枢神经系统

中枢神经系统是神经组织最集中的部位。人的中枢神经系统包括脑和脊髓。

（1）脑。脑包括大脑、小脑、间脑、脑干（包括中脑、脑桥和延髓）四部分。大脑为神经系统最高级部分，由左、右两个大脑半球组成，大脑皮层最为发达，是思维的器官，主导机体内一切活动过程。小脑在大脑的后下方，主要功能是协调骨骼肌的运动，维持和调节肌肉的紧张，保持身体平衡。间脑位于大脑两半球之间，其外侧面与大脑两半球的内侧面相连，一般分为丘脑、丘脑上部、丘脑下部、丘脑底部和丘脑后部五部分。脑干连接大脑、小脑和脊髓，在形态和机能上把中枢神经各部分联系为一个整体。

(2) 脊髓。脊髓是中枢神经系统的低级部位,位于椎管内,呈扁平柱形,上端平枕骨大孔和脑相续,下端呈圆锥形。成人的圆椎末端在第一腰椎下缘。脊髓的功能有两个方面:一是传导神经冲动;二是完成排便、排尿等反射功能。

2. 周围神经系统

周围神经系统是中枢神经系统以外的神经组织的总称,包括12对脑神经、31对脊神经和植物性神经。植物性神经是主要支配内脏、血管的神经,又可分为交感神经和副交感神经,二者功能相互拮抗,共同完成生理功能。

三、人体运动系统的组成和功能

人体运动系统反应灵活,依赖于肌肉的良好收缩状态和神经的快速反应,刮痧通过对局部的刺激,可以改善局部肌肉的循环状态,从而提高肌肉收缩能力,改善局部末梢神经周围微循环,提高神经兴奋性,使人体运动更灵活。

运动系统由骨、骨连接和骨骼肌三部分组成,它们在神经系统的支配和其他系统的配合下,对人体起着运动、支持和保护的作用。

1. 骨及骨连接

成人骨共206块,其中躯干骨51块,颅骨29块(包括听小骨6块),上肢骨64块,下肢骨62块。

成人躯干骨包括24块椎骨、1块骶骨、1块尾骨、12对肋骨和1块胸骨,主要分布于颈部和躯干,构成躯干的基本轮廓。成人椎骨一般包括26块,颈椎7块,胸椎12块,腰椎5块,骶骨1块(5块骶椎愈合成1块骶骨),尾骨1块(4~5块尾椎愈合成1块尾骨)。

脊柱由24块分离椎骨、1块骶骨和1块尾骨,借椎间盘、韧带和关节连接而成,位于躯干背面正中,形成躯干的中轴,上接颅骨,下接髋骨,中附肋骨,参与构成胸腔、腹腔和骨盆的后壁。脊柱中央有椎管,容纳脊髓和脊神经根等。成人脊柱长约

70厘米，侧面观察有四个生理性弯曲，即颈、腰曲突向前，胸、骶曲突向后。相邻上、下两椎弓根之间有23对椎间孔，有支撑体重、保护脊髓和运动等功能。

　　上肢骨左、右各32块，双侧共64块。根据其是否连接于躯干骨可分为上肢带骨和自由上肢骨两类，上肢带骨包括肩胛骨和锁骨，自由上肢骨包括肱骨、桡骨和尺骨、手骨。上肢关节主要包括肩关节、肘关节和腕关节，其中肩关节是人体运动最灵活的关节。

　　下肢骨左、右各31块，双侧共62块。根据其是否连接于躯干骨可分为下肢带骨和自由下肢骨两类，下肢带骨主要指的是髋骨，自由下肢骨包括股骨、胫骨、腓骨、髌骨、足骨。下肢关节主要包括髋关节、膝关节和踝关节，其中膝关节是人体最大、最复杂的关节。

　　成人颅骨由脑颅骨和面颅骨两部分组成，除舌骨和下颌骨外，都借软骨或缝牢固地结合在一起，彼此间不能活动。其中面颅骨15块，位于前下部；脑颅骨8块，位于后上部。

2. 人体的肌肉

　　人体的肌肉按结构和功能的不同可分为平滑肌、心肌和骨骼肌三种。平滑肌主要构成内脏和血管的管壁，具有收缩缓慢、持久、不易疲劳的特点，心肌构成心壁，两者都不随人的意志收缩，故称不随意肌。骨骼肌分布于头、颈、躯干和四肢，通常附着于骨，具有收缩迅速、有力、容易疲劳和随人的意志舒缩的特点，故称随意肌。肌肉是运动系统的动力部分，在神经系统的支配下，肌肉收缩，牵引骨骼产生运动。

　　骨骼肌由肌腹和肌腱两部分构成。辅助结构包括筋膜、滑膜囊和腱鞘等，这些结构有保护和辅助肌活动的作用。

　　全身骨骼肌根据所在部位的不同可分为躯干肌、头颈肌、上肢肌和下肢肌。

四、人体皮肤常识

　　皮肤的衰老主要是外界风沙、日光灯因素长期刺激以及皮肤局部代谢下降引起的。刮痧可以最直接地改善微循环，从而延缓皮肤衰老。

1. 皮肤的解剖结构

皮肤由表皮、真皮和皮下组织组成，表皮与真皮之间由基底膜带连接。除本身结构外，还有丰富的血管、淋巴管、神经、肌肉和各种皮肤附属器（包括毛发、毛囊、皮脂腺、小汗腺等）。

皮肤表面有许多皮沟，它将皮肤表面划分为细长较平行、略隆起的皮嵴，较深的皮沟又构成三角形、多边形或菱形的小区，称为皮野。

皮肤的颜色因种族、年龄、性别、营养及部位不同而异。

（1）表皮：皮肤最外面的一层，直接与外界环境接触，具有保护功能，可分为角质层、透明层、颗粒层、有刺层和基底层。

（2）真皮层：属于不规则的致密结缔组织，由纤维、基质和细胞成分组成，含胶原蛋白、弹力纤维，是保持肌肤弹性和预防肌肤老化最重要的部位。

（3）皮下组织：位于真皮下方，其下与肌膜等组织相连，由疏松结缔组织及脂肪小叶组成，又称皮下脂肪层，含有血管、淋巴管、神经、小汗腺和顶泌汗腺等。脂肪的厚度随所在部位、性别及营养状况不同而有所差异。皮下组织性质柔软，能缓和外界刺激。

2. 皮肤附属器

（1）毛发与毛囊：毛发由角化的上皮细胞构成，位于皮肤以外的部分称毛干，位于皮肤以内的部分称毛根。毛囊是包围在毛发根部的囊状组织，内层是上皮组织性毛囊，外层是结缔组织性毛囊，内层与表皮相连，外层则与真皮相连。

（2）皮脂腺：属泡状腺体，由腺泡和短的导管构成。头、面及胸背上部等处皮脂腺较多，称为皮脂溢出部位。

（3）小汗腺：分为分泌部和导管部。

（4）顶泌汗腺：属大管状腺体，由分泌部和导管组成，其分泌活动主要受性激素影响，青春期分泌旺盛。

模块二　经络、腧穴常识

一、经络知识

经络在生理、病理、诊断、治疗等方面具有重要意义，经络学说对中医临床各科均有指导作用，是刮痧疗法的重要理论基础之一。刮痧疗法是通过刮痧工具在人体一定部位做功来实现的，所以部位的选择与治疗效果密切相关。刮痧对皮肤的刺激主要以线与面的形式出现，与经络的关系极为密切，要学好刮痧技能，掌握基本的经络知识是非常必要的。

1. 经络的概念

经络是经脉和络脉的总称，是人体体内脏腑与体表肌肤、四肢、五官、九窍相互联系的通道，具有运行气血，沟通机体上下、内外的作用，能调节各脏腑组织功能，抗御外邪，保卫机体。经脉纵贯上下，是主干、主线；络脉连缀交错，网络全身，是分支，有别络、浮络和孙络之分。经脉纵行深层，络脉横行浅表。

2. 经络系统的组成

经脉包括十二经脉和奇经八脉，以及附属于十二经脉的十二经别、十二经筋和十二皮部。络脉有十五络脉及附属于十五络脉的孙络和浮络。

（1）十二经脉：是经络系统的主体，其名称由手足、阴阳、脏腑三方面组成，根据其循行在体表的位置及联络的脏腑不同而不同。每条经都向内进入体腔与相关脏腑联系，向外循行在头面、四肢及躯干体表，经气输注于体表的特殊部位就是穴位，因此，知道每条经的体表循行部位就可以知道该经穴位的分布情况。十二经脉的名称及其分布情况具体见表1—1。

表 1—1　　　十二经脉的名称及其分布情况

经脉名称		循行分布	
		体内联络的脏腑	体表循行部位
手三阴	手太阴肺经	肺、大肠、胃上口	胸部外上侧、上肢内侧前缘
	手少阴心经	心、小肠、肺	乳旁、上肢内侧后缘
	手厥阴心包经	心包、三焦	腋下、上肢内侧中间
手三阳	手阳明大肠经	大肠、肺	上肢外侧前缘、肩前、颈前、面颊、口齿、鼻旁
	手太阳小肠经	小肠、心、胃	上肢外侧后缘、肩后、颈侧、外眼角、耳、内眼角
	手少阳三焦经	三焦、心包	上肢外侧中间、肩上、颈侧、耳后、外眼角
足三阴	足太阴脾经	脾、胃、心	下肢内侧前缘、腹胸
	足少阴肾经	肾、膀胱、心、肝、肺	下肢内侧后缘、腹胸
	足厥阴肝经	肝、胆、胃、肺	下肢内侧中间、腹胸
足三阳	足阳明胃经	胃、脾	鼻旁、目、面周、颈前、胸腹以及下肢外侧前缘
	足太阳膀胱经	膀胱、肾、脑	内眼角、头、颈、腰背以及下肢外侧后缘
	足少阳胆经	胆、肝	外眼角、耳周、头侧、颈侧、躯干侧部、下肢的外侧中间

从上表可以看出，十二经脉均与脏腑相连，对人体起主导作用，所以又称十二正经。十二经脉的循行是有一定规律的：手三阴经，从胸经上肢内侧至手，交于手三阳经；手三阳经从手经上肢外侧至头部，交于足三阳经；足三阳经从头经躯干后、侧、前方及下肢外侧至足，交于足三阴经；足三阴经从足经下肢内侧至胸，又与手三阴经相连。这样阴阳升降，手足相接，如环无端。另外，中医学认为，六脏六腑两两配对，具有阴阳表里关系，脏属阴为里，腑属阳为表，表里经脉相连属构成了脏腑间的密切关系。脏腑表里配对如下：肺与大肠相表里，胃与脾脏相表里，心与小肠相表里，膀胱与肾相表里，心包与三焦相表里，胆与肝脏相表里。

（2）奇经八脉：包括任脉、督脉、冲脉、带脉、阴维脉、阳维脉、阴跷脉、阳跷脉。这八条经脉的循行分布不像十二经那样规律，也不直接与脏腑相连属，且两两之间无表里关系，所以称为"奇经八脉"。八脉中的任、督二脉有自己的经穴，分别循行于躯干前、后正中，参与气血循环，故有医家将十二正经与任、督二脉合称为"十四经脉"。

十二正经与奇经八脉构成了人体的经络系统。中医认为，经络功能失调、经气不利，就易受外邪侵犯而发病，病后，病邪常沿经络自外入内、由表及里地传变。治疗上的"治病求本"就是从经络着手的。

3. 刮痧与经络的关系

刮痧疗法就是在经络学说的指导下，选取一定的部位，施以操作，通过活血行气、疏通经络、排毒祛淤，把阻经滞络的病源呈现于体表，使病变器官与细胞得到营养和氧气的补充而活化。由经络的传导，激发人体内部器官之间相互协调，使阴阳恢复相对平衡状态，从而增强人体的自然抗病能力，使病体得以康复。

刮痧疗法与经络有密切关系，一方面根据刮拭后皮肤的反应，可以诊断疾病；另一方面，可利用经络的传导作用进行治疗。经络是疾病在体表或皮下组织呈现反应的系统，若能随经刮痧，就能收到更好的效果。刮痧时常根据患者病情或健康状况选用十二经脉肘膝关节以下的部位，或者督脉及膀胱经背部的一段。

二、腧穴知识

1. 腧穴的概念

腧穴又称穴位，是人体脏腑经络之气输注于体表的特殊部位。这些部位多当筋肉或骨骼之间的凹陷处，因其功能上内外互相疏通，位置上又以孔隙为主，所以称为"腧穴"。体表穴位上施以刺激能治疗脏腑的某些疾病，同样脏腑的某些病症又能在相应腧穴上有所反映，这些主要是通过经络完成的。所以说，脏腑、经络、腧穴间形成了不可分割的联系。

刮痧疗法可施术于一定腧穴而起到疏通气血、调整机体平衡、维护健康、美容养颜、延缓衰老等作用。

2. 腧穴的分类

腧穴共分十四经穴、奇穴和阿是穴三大类。十四经穴简称"经穴"，指归属于十二经脉及任、督二脉循行线上的腧穴，有固定名称、位置和归经，且有主治本经病症的共同作用，是腧穴的主要部分。奇穴又称"经外奇穴"，指有一定名称，有明确位置，但尚未列入或不便列入十四经系统的腧穴（包括新近发现认可的新穴），因其主治范围单一，对某些病症有奇效，故称"奇穴"，如四逢穴、定喘穴、安眠穴。阿是穴又称"不定穴"或"天应穴"，这类腧穴既无固定名称，也无固定位置，是以压痛点或其他反应点作为施术部位的。

3. 十四经穴主治规律

十四经穴的主治呈现出一定的规律：大体上四肢部经穴以分经主治为主，头身部经穴以分部主治为主。

（1）分经主治规律：分经主治是指某一经所属的经穴均可治疗该经循行部位及其相应脏腑的病症。本经腧穴能治疗本经病，表里经穴能治疗互为表里的经脉、脏腑病，这些都是以经络学说为依据的，即"经络所过，主治所及"。另外，十四经既有各自的分经主治规律，同时又在某些方面有共同点，具体见表1—2。

表1—2　　　　　十四经穴分经主治规律

经名		本经主治	二经同治	三经同治
任、督	任脉	泌尿生殖病，某些穴有回阳固脱或强壮保健作用	脏腑病、神志病	—
	督脉	中风、昏迷、热病、头面病		
手三阴、手三阳	手太阴经	肺、喉咙病	—	胸部病
	手厥阴经	心、胃病	神志病	
	手少阴经	心病		
	手阳明经	前头、鼻、口、齿病	—	咽喉病、热病
	手少阳经	侧头、胁肋病	眼病、耳病	
	手太阳经	后头、肩胛、神志病		
足三阴、足三阳	足太阴经	脾胃病	—	前阴病、妇科病
	足厥阴经	肝病	—	
	足少阴经	肾、肺、咽喉病	—	
	足阳明经	前头、口齿、鼻、咽喉、胃肠病	—	热病、眼病、神志病
	足少阳经	侧头病、耳病、胁肋病、胆病	—	
	足太阳经	后头病、背腰病、脏腑病	—	

(2) 分部主治规律：分部主治指处于身体某一部位的腧穴均可以治疗该部位的疾病，即腧穴的主治与其位置有关，如上腹部腧穴多治疗肝胆、脾胃病，下腹部腧穴多治疗泌尿生殖病。

4. 刮痧常用穴位

在临床实践中，将某些具有特殊治疗作用的穴位称为特定穴。刮痧治疗常用的穴位有以下六种。

(1) 背俞穴：背俞穴是指脏腑之气输注于背腰部的腧穴，简称俞穴，与脏腑关系密切。背俞穴均位于背部距督脉（脊柱正中线）1.5寸的膀胱经循行线上，大体依脏腑位置排列。临床上常取这些穴位，用于治疗相应脏腑及其组织器官的病症。十二脏腑各有一个背俞穴，共计十二背俞穴，具体情况见表1—3和图1—1。

(2) 募穴：募穴是指脏腑之气结聚于胸腹部的腧穴，又称腹募穴。"募"，有汇集之意，即脏腑气血由内向外汇聚、集结于此。募穴还经常配合背俞穴使用，即俞募配穴，以加强治疗相应脏腑及其组织器官病症的效果。十二脏腑各有一个募穴，共计十二募穴，具体情况见表1—3和图1—2。

表1—3　　　　　　　背俞穴、募穴表

六脏	背俞	募穴	六腑	背俞	募穴
肺	肺俞	中府	大肠	大肠俞	天枢
肾	肾俞	京门	膀胱	膀胱俞	中极
肝	肝俞	期门	胆	胆俞	日月
心	心俞	巨阙	小肠	小肠俞	关元
脾	脾俞	章门	胃	胃俞	中脘
心包	厥阴俞	膻中	三焦	三焦俞	石门

(3) 郄穴：郄穴是各经经气深聚处的腧穴，多分布于四肢肘、膝关节以下。取郄穴施以刮痧，可以治疗本经循行部位及所属脏腑的急性病症，其中阴经郄穴多治血症，如手太阴肺经郄穴孔最治疗咳血，足太阴脾经郄穴地机治疗月经不调、崩漏；阳经

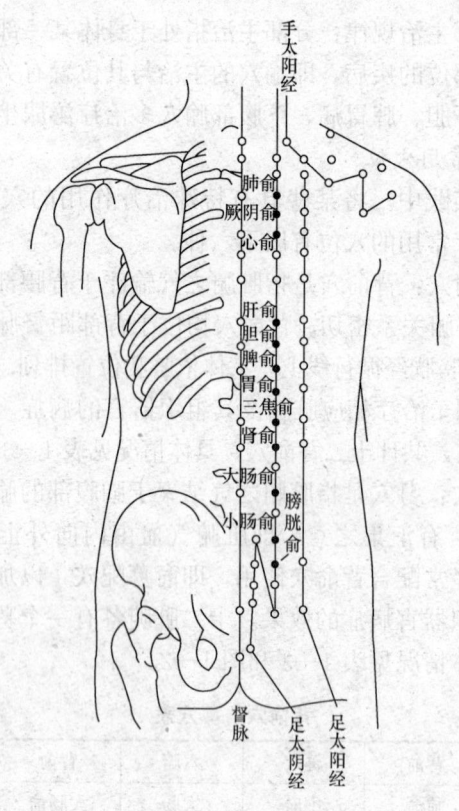

图 1—1 十二背俞穴

郄穴多治急性疼痛,如足阳明胃经郄穴梁丘治疗急性胃痛,手太阳小肠经郄穴养老治疗肩背腰腿痛等。十二经脉各有一个郄穴,奇经八脉中阴维脉、阳维脉、阴跷脉、阳跷脉也各有一个郄穴,共计十六郄穴,具体情况见表 1—4 和图 1—3。

表 1—4　　　　　　　十六经脉郄穴表

阴经	郄穴	阳经	郄穴
手太阴肺经	孔最	手阳明大肠经	温溜

续表

阴经	郄穴	阳经	郄穴
手厥阴心包经	郄门	手少阳三焦经	会宗
手少阴心经	阴郄	手太阳小肠经	养老
足太阴脾经	地机	足阳明胃经	梁丘
足厥阴肝经	中都	足少阳胆经	外丘
足少阴肾经	水泉	足太阳膀胱经	金门
阴维脉	筑宾	阳维脉	阳交
阴跷脉	交信	阳跷脉	跗阳

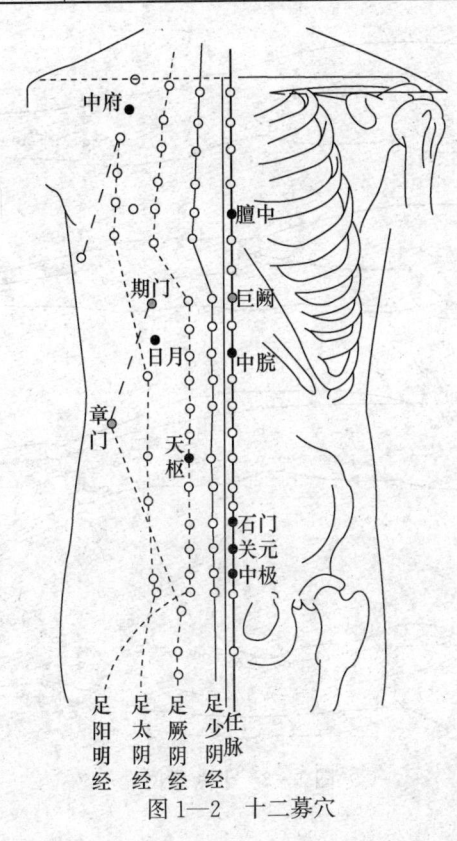

图1—2 十二募穴

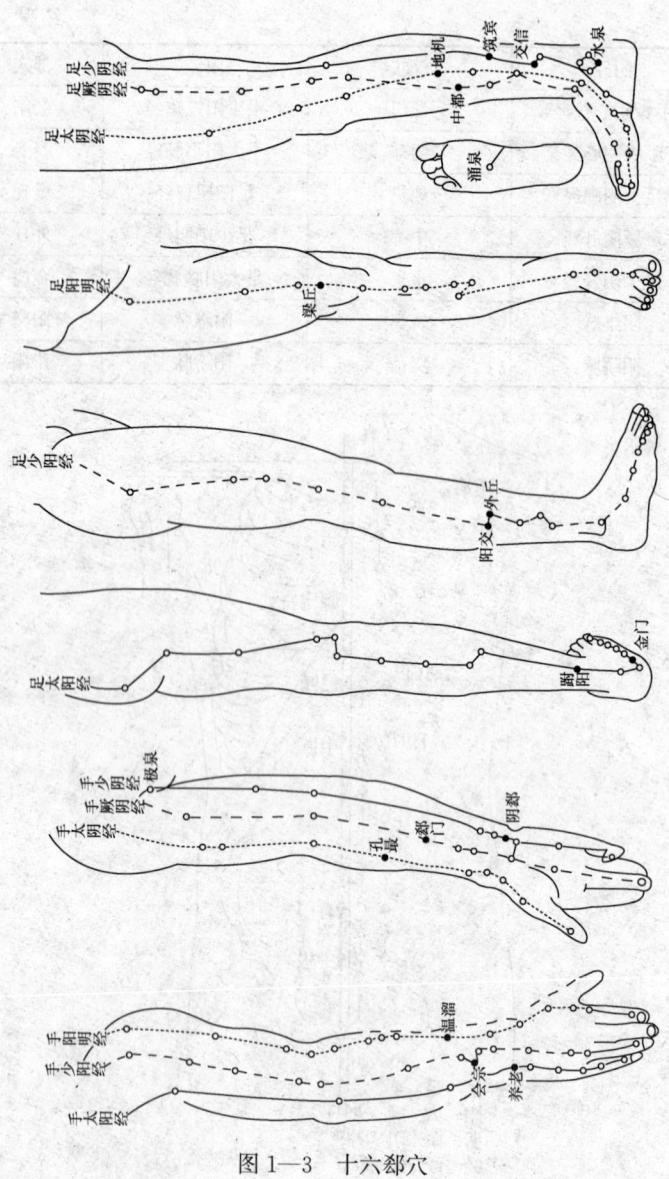

图1—3 十六郄穴

(4) 原穴：原穴是脏腑原气输注、经过和留止的部位，多分布于腕、踝关节附近。原气导源于肾间动气，是人体生命活动的原动力，通过三焦运行于脏腑，是十二经的根本。原气散布于原穴，所以在原穴部位刮痧能通达三焦原气，调整脏腑功能，如咳嗽、气喘可配取肺经的原穴经的原穴太渊，肠鸣、泄泻可配取脾经的原穴太白等。原穴有十二个，又称"十二原穴"，具体情况见表1—5和图1—4。

表 1—5　　　　　　　十二经原穴表

	经脉	原穴	经脉	原穴	经脉	原穴
手三阴经	肺经	太渊	心经	神门	心包经	大陵
手三阳经	大肠经	合谷	小肠经	腕骨	三焦经	阳池
足三阴经	脾经	太白	肾经	太溪	肝经	太冲
足三阳经	胃经	冲阳	膀胱经	京骨	胆经	丘墟

(5) 络穴：从经脉分出的部位各有一个腧穴，称为络穴。十二经脉的络穴皆位于肘、膝关节以下；任脉络穴位于腹部，督脉络穴位于尾骶部，脾之大络穴位于胸胁部。当十五络脉脉气异常，发生病症时，可取相应的络穴来治疗。如治疗中风失语可取手少阴经络穴通里。另外，十二经络脉具有联络表里两经的作用，即"一络通二经"，所以，络穴能治疗表里两经病症，如列缺为手太阴肺经的络穴，既可治疗手太阴肺经的咳喘、胸痛、喉咙痛等病症，又可治疗手阳明大肠经的牙痛、面瘫、鼻塞、头痛等。十二经脉各有一个络穴，加上任脉络穴、督脉络穴和脾之大络穴，合计十五络穴，具体情况见图1—4和表1—6。

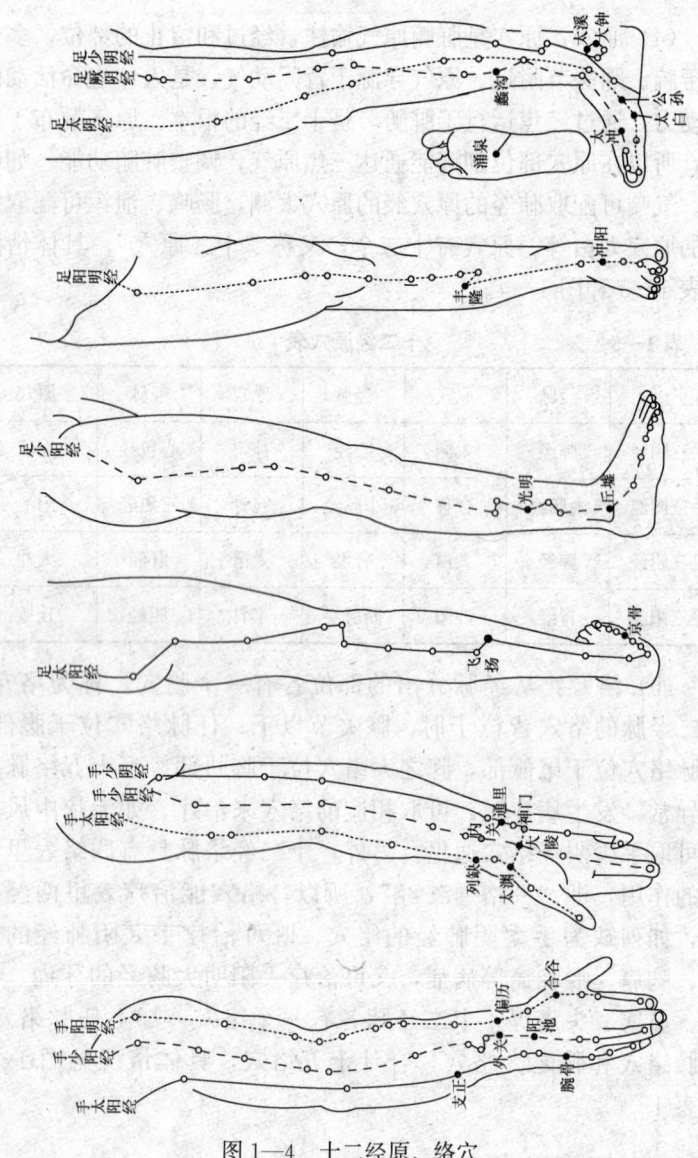

图 1—4 十二经原、络穴

表 1—6　　　　　　　　十五络穴表

经脉	络穴	经脉	络穴	经脉	络穴
手三阴经	肺经	列缺	心经	通里	心包经	内关
手三阳经	大肠经	偏历	小肠经	支正	三焦经	外关
足三阴经	脾经	公孙	肾经	大钟	肝经	蠡沟
足三阳经	胃经	丰隆	膀胱经	飞扬	胆经	光明
任、督、脾大络	任脉	鸠尾	督脉	长强	脾大络	大包

注：任、督、脾大络的络穴位置未在图中标出。

(6) 夹脊穴：夹脊穴又称华佗夹脊穴，属于经外奇穴，也是刮痧疗法的常用穴。在背腰部，第 1 胸椎至第 5 腰椎棘突下两侧，后正中线旁开 0.5 寸，一侧 17 穴，如图 1—5 所示，左、右共 34 穴。在刮痧治疗中应用范围较广，一般上胸部的穴位治疗心肺、上肢疾病，下胸部的穴位治疗胃肠疾病，腰部的穴位治疗腰腹及下肢病。颈项部酸痛、活动障碍、肩臂痛、脊柱炎、肋间神经痛、腰骶痛、内脏疾患（如胃痛、消化不良、胃肠功能紊乱、咳嗽、哮喘、泌尿生殖系统疾病等）以及神经官能症等，均可选用相应的夹脊穴进行刮拭治疗。

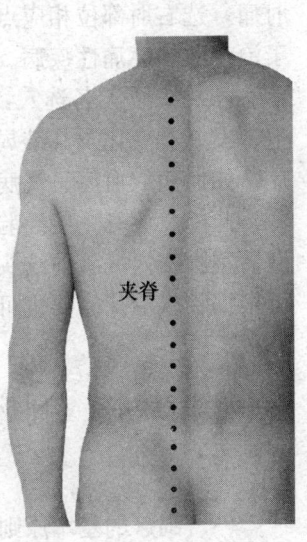

图 1—5　夹脊穴

5. 选穴原则

(1) 局部取穴：根据所有穴位都具有治疗其所在局部及其邻近组织器官疾病的特点，在某一部位发生疾病，可取其局部及其附近的穴位进行治疗，如肩部病变取肩髃、肩髎、肩贞等穴治疗。此外，阿是穴也是局部取穴中较典型的一种。

（2）循经取穴：首先要诊察清楚病变属于哪一经络、哪一脏腑，然后循经取其有关经络的特定穴。这种方法多用于头面、躯干、内脏的疾患，如偏头痛取外关、足临泣，胃痛取足三里，牙痛取合谷等。

（3）按神经分布取穴：按照脊神经及其所形成的神经丛、神经干的分布区域，躯干、内脏或四肢有病时，可选用相应节段的夹脊穴以及某些分布在躯干部神经干通路上的穴位来治疗。

（4）对称取穴：即在与病变相对称的部位选其相应点，如左肘痛，选右肘部位相应点或膝部相应部位的穴位。这种方法多用于治疗肢体疼痛性疾病。

（5）按照穴名选穴：即根据疾病的病因和病机（指疾病发生、发展、变化及其结局的机理），取名称与之相关的穴位来治疗，如血病取血海、气病取气海、阴虚取三阴交等。

此外，还有一些经验用穴，如用涌泉穴和足三里穴延年保健，用腹安穴（脐前纹头直上1寸、内开1寸处）治疗腹痛等，可根据临床治疗需要也可适当选用。

模块三　刮痧的基本原则及注意事项

一、刮痧的基本原则

1. 未病保健防病

中医学上强调"未病先防，既病防变"。在没有生病之前，对疾病进行预防有着非常重要的意义，现在很多人由于工作压力过大，身体处于亚健康状态，更容易患上各种疾病。刮痧疗法可以振奋身体机能，从而达到预防作用。在保健操作过程中，主要以轻、中刺激力度为主，以达到疏通经络、调整脏腑的目的。

本书中对此有针对性地介绍了全身刮痧保健、刮痧美容、刮痧减肥等几种实用性较强刮痧保健操作方法。

2. 已病辨证论治

具体病人具体分析，进行辨证论治是刮痧治疗的总原则。

疾病的发生和发展，其症状表现是错综复杂、千变万化的，但究其根本则不外乎脏腑、经络功能失调，其性质也不外乎阴阳、表里、虚实、寒热八纲。因此，在刮痧治疗时，必须根据脏腑、经络学说，运用中医"四诊"（望、闻、问、切）、八纲（阴阳、表里、虚实、寒热）的辨证方法，对疾病的各种症候表现进行分析和归纳，以便确定疾病的性质，从而决定刮痧的治疗原则，如选择部位与穴位、采用补法或泻法等。

阴阳：阳症用泻法，阴症用补法，这是刮痧治病的基本原则。

表里：病在经络、皮肉者为表，刮痧时宜浅刮；病在脏腑、筋骨者为里，刮痧时宜深刮。

寒热：寒症刮痧时常用平刮法之类的温和刺激手法以振奋阳气；热症刮痧时一般用泻法以清泻热邪。

虚实：虚象刮痧时应用补法；若是实证，刮痧时则应用泻法。至于虚中有实、实中有虚者，则应根据虚实的轻重，采用先补后泻或先泻后补或补泻兼施的刮法，予以适当处理。

本书第四单元中对临床上一些常见病的刮痧康复方法进行了详细介绍。

二、刮痧操作注意事项

1. 刮痧操作时，一般都要蘸取刮痧油，一边刮拭，一边蘸油。初次刮痧，不可一味强求出痧。

2. 刮完后，擦干水渍和油渍，让病人穿好衣服，休息一会儿，并嘱其适当饮用一些姜汁糖水或白开水，会感到异常轻松和舒畅。

3. 刮痧时限与疗程，应根据不同疾病的性质及病人体质状况等因素灵活掌握。一般每个部位刮 20 次左右，以使病人能耐受或出痧为度。每次刮治时间以 20~25 分钟为宜。初次治疗时间不宜过长，手法不宜太重。而后应间隔 5～7 天或患处无痛感（一般刮拭后，2～3 天内患处会有疼痛感，此属正常反应）时再实施（一般需 5～7 天），直到患处清平无斑块、病症痊愈。通常连续治疗 7～10 次为一疗程，间隔 10 天再进行下一疗程。如果刮拭完成两个疗程仍无效，应进一步检查，必要时改用其他疗法。

4. 刮痧过程中，若遇晕刮者（表现为面色发白、出冷汗或吐泻不止、脉象沉细等），应停止刮痧，嘱其平卧，休息片刻，并饮热糖水，一般会很快好转；若不奏效，可采用刮百会、内关、涌泉等穴位的方法急救。

模块四　刮痧的适应证与禁忌证

一、刮痧适应证

1. 外感疾病

这里所说的外感疾病主要指痧症（多发于夏秋季，表现为微热形寒、头昏头痛、恶心呕吐、胸腹部或胀或痛甚至上吐下泻、神志昏蒙，多起病突然），感冒、伤风等外感而引起的其他内科疾病，兼有表征者，如胃肠型感冒、慢性支气管炎急性发作、上呼吸道感染等。

2. 内科疾病

这里所说的内科疾病主要指脑血管病、哮喘、胃病、呕吐、腹痛、便秘、腹胀、失眠、头痛、眩晕、水肿、痹证、内伤发热及虚劳等。

3. 外科疾病

这里所说的外科疾病包括颈椎病、肩周炎、腰腿痛、急慢性扭伤及其他疼痛性疾病。

4. 妇科疾病

这里所说的妇科疾病包括月经不调、痛经、带下病及妊娠期和产后疾病。

5. 儿科疾病

这里所说的儿科疾病包括宿积、惊风、发热、消化不良、营养不良以及假性近视等。

6. 其他

除上述病症外，刮痧还可用于养颜美容、减肥保健等。运用刮痧加强皮肤的新陈代谢，使皮肤中的细胞得到充分的营养和氧气，毛孔自然收缩变小，皱纹消除或减少。妇女生产后的妊娠纹，一般刮拭 2~3 个月即可消除。

二、刮痧禁忌证

虽然刮痧疗法在临床上的应用十分广泛，但是与其他疗法一样，刮痧也有它的局限性，主要表现在以下几个方面：

1. 凡危重病症，如急性传染病、重症心脏病等，在有可能时，应立即送医院观察治疗，在确无条件的情况下可用刮痧法急救，以争取更多的时间和治疗机会。

2. 有出血倾向的疾病，忌用刮痧法治疗，如血小板减少性疾病、白血病等。

3. 传染性皮肤病，如疖肿、痈疮、疤痕、溃疡及皮肤不明原因的包块等，不宜直接在病灶部位（机体上发生病变的部分）刮拭。

4. 年老体弱者、空腹者、妊娠妇女的腹部、女性的面部忌大面积强力刮拭。

5. 对刮痧恐惧或过敏者，也忌用刮痧法。

模块五　常用刮痧器具与介质

一、刮痧器具

1. 特制刮痧板

特制刮痧板多选用具有清热解毒作用且不导电、不传热的水牛角，或质地清凉、具有清热作用的玛瑙制成。以天然的水牛角为最好，不能用塑料板等化学制品刮拭皮肤，以防止化学刺激引发其他病症。金属、陶瓷、玉石的刮痧板等由于容易损伤皮肤、易碎且价格昂贵等，也较少应用。

在几何形状上，刮痧板可做成不同的边、弯、角及不同厚薄，具有精致、小巧、光滑、圆润的特点。

实际操作过程中，比较常用的特制刮痧板有方形刮痧板、三角形刮痧板、鱼形刮痧板和梳形刮痧板，如图1—6所示。

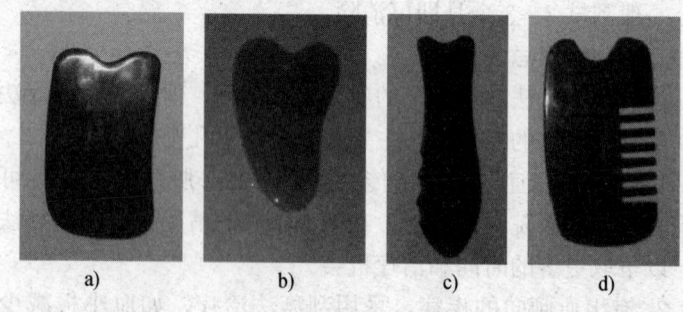

图1—6 常用刮痧板
a) 方形刮痧板 b) 三角形刮痧板 c) 鱼形刮痧板 d) 梳形刮痧板

各种刮痧板握板方法如下：

（1）方形、三角形及梳形刮痧板握板方法：一般右手持刮痧板，将刮痧板贴于掌心，一侧用拇指固定，另一侧用食指和中指固定，如图1—7所示。

（2）鱼形刮痧板握板方法：刮拭时，拇指、中指、无名指握鱼背（鱼腰两侧），食指置于鱼身，如图1—8a所示；点压腧穴时，拇指、中指握鱼腰部，将板立起，食指顶压鱼尾，如图1—8b所示。

2. 器皿

器皿，即小酒杯或小茶盏等，用来盛装刮痧活血剂、植物油、清水等润滑剂。

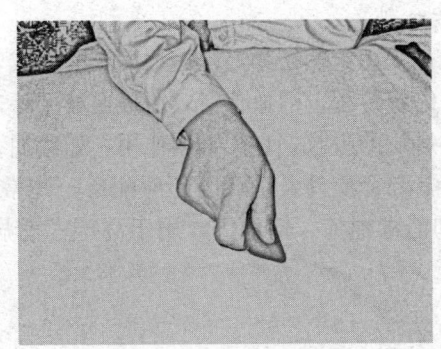

图1—7　方形、三角形及梳形刮痧板的握板方法

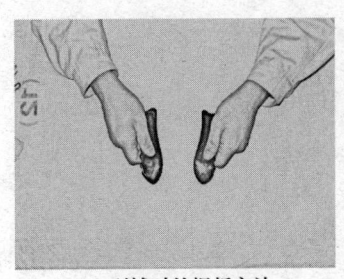
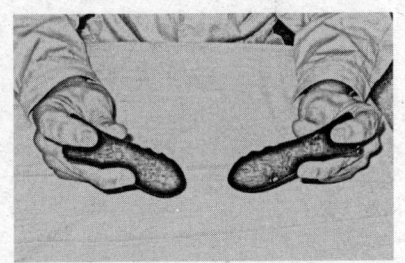

a) 刮拭时的握板方法　　　　b) 点压时的握板方法

图1—8　鱼形板握板方法

二、刮痧介质

为了减少刮痧时的阻力，避免皮肤擦伤和增强疗效，在施术时常选用适当的润滑剂、活血剂等辅助刮痧，常用的有以下几种：

1. 水剂

刮痧时常用冷开水，在发热时可用温开水。

2. 油剂

刮痧时常用的油剂有芝麻油（香油）、菜子油及豆油。

3. 刮痧活血剂

刮痧活血剂采用天然植物经提炼浓缩调配而成，不仅有润滑作用，还可以缩短疗程，活血化淤，促进血液循环，扩张毛细血管，利于所出痧块的吸收，且无毒副作用，如砭油、青草膏等。

除上述工具与介质外，刮痧时还应配备一些常规消毒用品，如75%酒精和消毒棉签、棉球等，用于刮痧术前病人局部皮肤的常规消毒。

第二单元　刮痧基本操作

模块一　刮痧基本手法与操作要领

一、刮痧基本手法

刮痧疗法的操作手法有面刮法、角刮法、点按法、按揉法和厉刮法等。

操作时手持刮痧板（以下简称"刮板"），蘸上润滑剂，然后在患者体表的一定部位按一定方向进行刮拭，至皮下出现痧痕为止。刮痧时要求用力均匀，一般采用腕力，同时要根据病人的病情及反应调整刮拭的力量。

1. 面刮法

如图2—1所示，手持刮板，刮拭时用刮板的1/2边缘以45°角接触体表，利用腕力多次向同一方向刮拭，且有一定刮拭长度。这种手法适用于身体比较平坦部位的经络和穴位，具有疏通经络、运行气血的作用。

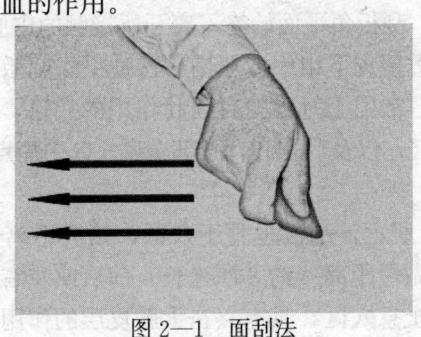

图2—1　面刮法

2. 角刮法

如图2—2所示，用刮板的棱角或边角着力于施术部位，进行较小面积或沟、窝、凹陷地方的刮拭，如鼻沟、耳屏、神阙、听宫、听会、肘窝、关节等处。角刮法的作用与面刮法相似，只是接触面积小。

3. 点按法

如图2—3所示，刮板角与穴位成90°，垂直于体表，由轻到重，逐渐加力，片刻后猛然抬起，使肌肉复原，多次重复，手法连贯。这种手法刺激性强，可使刺激部位气血充盛，适用于无骨骼的软组织处和骨骼凹陷部位，如人中穴、膝眼穴。

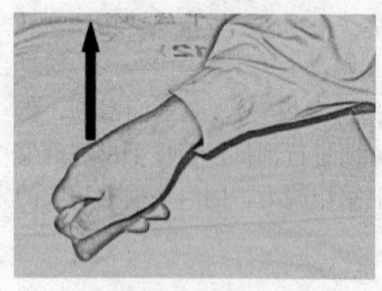

图2—2 角刮法

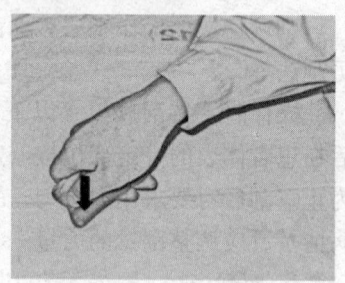

图2—3 点按法

4. 按揉法

如图2—4所示，用刮板角部倾斜20°角按压在穴位上，做柔和的旋转运动，刮板角平面始终不离开所接触的皮肤，速度较慢，按揉力度应深透至皮下组织或肌肉。这种手法刺激平和，具有调和气血的作用，常用于对脏腑有强壮作用的穴位，如合谷穴、足三里穴、内关穴，以及后颈和背腰部全息穴区中痛点的治疗。

5. 厉刮法

如图2—5所示，刮板垂直于穴区，始终不离开皮肤，并施以一定的压力做短距离（约3厘米长）前后或左右摩擦。这种手法适用于头部全息穴区，具有兴奋大脑皮层的作用。

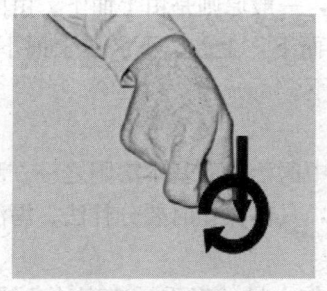
图 2—4 按揉法

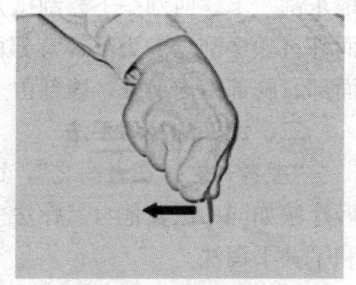
图 2—5 厉刮法

二、刮痧操作要领

1. 一般右手持刮痧板，灵活利用腕力、臂力，切忌生硬用蛮力，硬质刮具的钝缘与皮肤之间角度以 45°为宜，切不可呈推、削之势。

2. 刮痧时，除向刮拭方向用力外，更重要的是要有对肌肤向下的按压力，因为经脉和全息穴区在人体皮肤组织之下有一定的深度，必须使刮拭的作用力传导到深层组织，才能有治疗作用。由于人的体质、病情不同，故治疗时按压力强度也应不同。在骨骼凸起部位按压力应较其他部位适当减小。正确的刮拭手法应始终保持按压力。每次刮拭应速度均匀，力度平稳，不要忽轻忽重、头轻尾重或头重尾轻。

3. 点、面、线相结合。点即穴位，穴位是人体脏腑经络之气输注于体表的部位。面即刮痧治疗时刮板边缘接触皮肤的部分，3~4厘米宽，这个面对经络来说是其皮部。线即经脉，是经络系统中的主干线。点、面、线相结合的刮拭方法是指在疏通经脉的同时，加强重点穴位的刺激，刮拭有一定的宽度，便于准确地包含经络。刮痧法以疏通调整经络为主，以重点穴位加强为辅。只要经络的位置准确，穴位就在其中了。

4. 刮痧时要顺一个方向刮，不要来回刮，皮下出现微紫红或紫黑色痧点、斑块即可。应刮完一处后再刮另一处，不要无序地东刮一下、西刮一下。刮拭方向，一般原则是由上而下、由内而外，顺序刮拭。头部、背部由上而下，上肢、下肢由上而下，面部、胸部由内而外，腹部由上而下。

三、刮痧的补泻手法

"虚者补之，实者泻之"，这是中医治疗的基本法则之一。刮痧疗法如同中医其他自然疗法一样，具体操作时要分补法、泻法和平补平泻法。

刮痧疗法的补泻作用取决于操作力量的轻重、速度的急缓、时间的长短、刮拭的方向以及作用的部位等诸多因素，而上述动作的完成都是依靠手法的技巧来实现的。

一般来说，作用时间较长的轻刺激手法能活跃兴奋器官的生理机能，称为"补法"，作用时间较短的重刺激能抑制脏器的生理机能，称为"泻法"；操作速度较慢的称为"补法"，操作速度较快的称为"泻法"；顺经络走向刮拭的称为"补法"，逆经络走向刮拭的称为"泻法"；刮痧后加温灸的称为"补法"，刮痧后加拔罐的称为"泻法"。

介于"补法"与"泻法"二者之间的称为"平补平泻法"。平补平泻有三种刮拭方法：第一种为按压力大，刮拭速度慢；第二种为按压力小，刮拭速度快；第三种为按压力中等，速度适中。平补平泻法常用于正常人保健。

模块二 刮痧常用体位与部位

一、刮痧常用体位

1. 俯卧位

如图 2—6 所示，该体位有利于施术者刮取脊柱两旁后背胁间、两腿弯、足跟肌腱等部位。

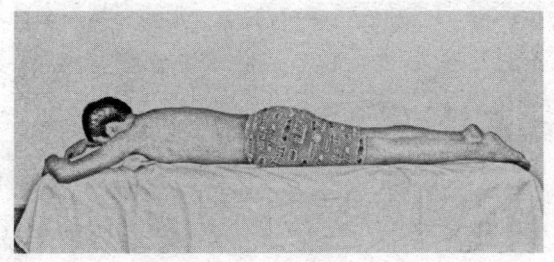

图 2—6　俯卧位

2. 侧卧位

如图 2—7 所示，该体位有利于施术者刮取前胸肋骨间隙、后背肋骨间隙等部位。

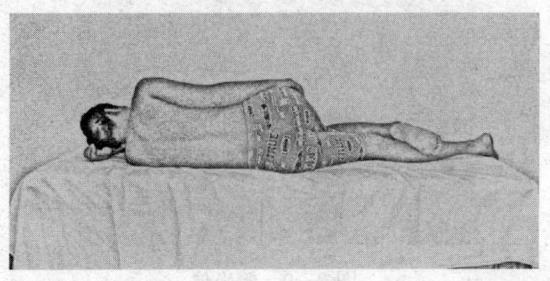

图 2—7　侧卧位

3. 仰卧位

如图 2—8 所示，受术者仰卧在床上暴露腹面及上肢内侧面，有利于施术者刮取椎骨两旁、胸腹部、腋下肝脾区、左右肘窝等部位。

4. 俯坐位

如图 2—9 所示，受术者俯坐，伏于椅背上，暴露后颈部及背部，有利于施术者刮取后颈正中凹陷处前后左右、肩胛冈上下、脊椎两旁等部位。

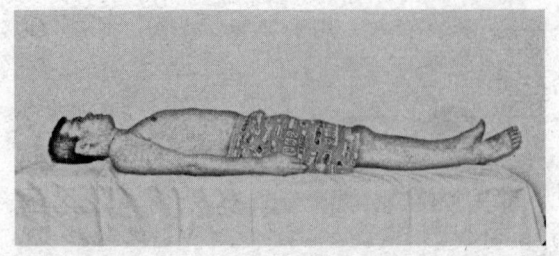

图 2—8 仰卧位

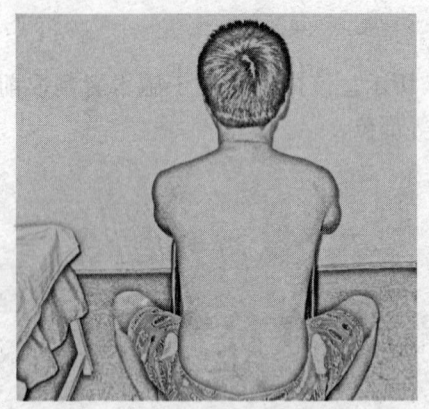

图 2—9 俯坐位

二、刮痧常用部位

1. 头部

"头为诸阳之会""脑为元神之腑",刮痧治疗多种疾病,首先要刮拭头部,常用穴位有太阳、百会、风池等。

2. 颈部

刮痧治疗时多刮拭肩部、第七颈椎上下左右四处和喉骨两旁。

3. 背部

背部正中为"阳脉之海"——督脉,两侧为膀胱经及华佗夹脊穴，是五脏六腑腧穴所注的部位，也是临床常用和主要的刮痧部位。此外，肩胛冈上下、后背肋间隙也是常用的刮痧部位。

4. 胸部

经常刮拭胸部，可以调理胸部气机，增强心肺功能。

5. 腹部

包括腋下肝脾区，是另一比较常用的保健和治疗部位，经常刮拭，可以改善消化吸收功能，增强体质。

6. 四肢

包括肘窝、窝、腕、踝及双手心、足心，多由上向下刮拭，遇关节处，应按生理学的特点进行操作，不可强行刮拭，以免损伤骨骼及筋肉。

第三单元　刮痧美容保健

美容保健是刮痧的重要作用之一，不论是刮痧美容还是刮痧保健，操作前刮痧师都需做好充分的准备，包括环境准备、器具准备和清洁准备等。

刮痧治疗室要宽敞明亮，空气新鲜，室内要保持一定的湿度（45%～65%）和温度（25℃），并注意保暖，不要使顾客感受风寒外邪。顾客进入刮痧室的时候，刮痧师要仔细询问顾客的身体情况，帮助顾客确定所需要的服务内容，并向顾客介绍刮痧操作时所需注意的事项。在刮痧之前，应将刮痧使用的刮痧板、刮痧油（乳）、相关的消毒用品整齐地摆放在器械车上，如图3—1所示。刮痧用具一定要注意清洁消毒，防止交叉感染。施术者的双手也要保持干净。

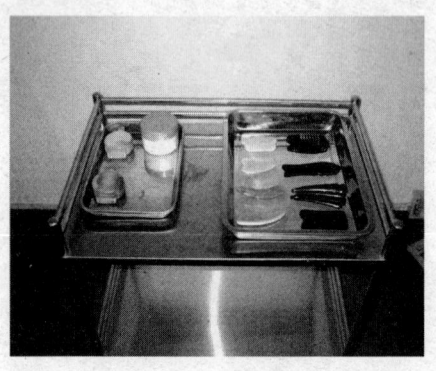

图3—1　刮痧器械车

模块一 刮痧保健

对于身体比较健康、无明显不适，而仅是感觉疲劳或是想通过刮痧进行身体保健的顾客，一般推荐其进行全身刮痧保健。全身刮痧保健主要包括头部刮痧保健、颈肩部刮痧保健、背腰部刮痧保健、胸腹部刮痧保健和四肢部刮痧保健。操作者按照相应顺序依次进行刮痧操作，刮痧手法以轻手法为主，全过程一般需要60分钟左右。

整体刮拭的顺序是自上向下，先头部，后腰背部或胸腹部，最后四肢。腰背部及胸腹部可根据病情确定刮拭的先后顺序。每个部位一般先刮阳经，再刮阴经，先刮拭身体左侧，再刮拭身体右侧。

一、准备工作

1. 指导顾客进行沐浴等自身准备工作。

2. 露出顾客需刮部位，可根据顾客体质或个人喜好涂抹适宜的介质。

二、头部刮痧保健

顾客取坐位，操作者站在顾客身旁，使用刮痧板依次进行头部操作。

1. 以百会穴（在后发际正中直上7寸或头部正中线与两耳尖连线交点处）为中点，呈放射状向四周刮拭，每个方向刮10～20次，致使头皮发热，如图3—2所示。

2. 从头维穴（在头侧部，发际交叉处）和鬓角处开始，从前

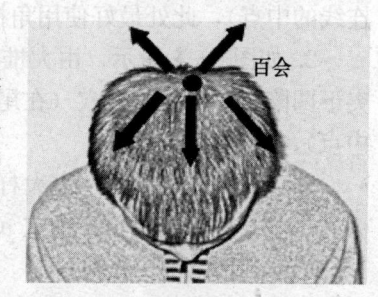

图3—2 头部刮痧保健1

向后呈弧形刮至风池穴（在颈部，枕骨之下，胸锁乳突肌与斜方肌上端之间凹陷中）后发际处。以百会穴为界，将头顶部位分为前后两部分，先由前发际处到顶部，再由顶部到后发际处，依次刮拭。每条线刮拭 10～20 次，如图 3—3 所示。

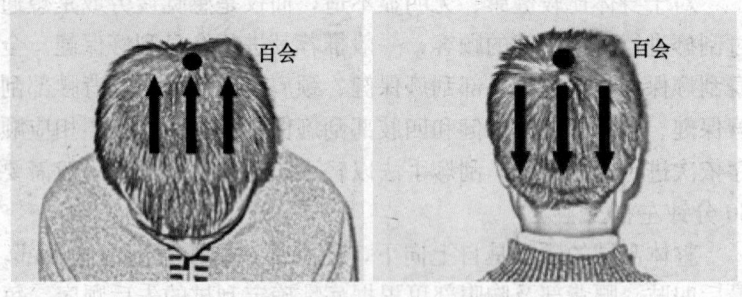

图 3—3　头部刮痧保健 2

三、颈肩部和腰背部刮痧保健

顾客取俯卧位，操作者站在顾客身旁，使用刮痧板依次进行颈肩部和腰背部操作。背部常由上向下刮拭，一般先刮后背正中线的督脉，再刮两侧的膀胱经和夹脊穴。肩部应从颈部分别向两侧肩峰处刮拭。先对督脉及两侧膀胱经附近的敏感压痛点采用局部按揉法，再自上而下刮拭经脉。

1. 如图 3—4 所示，由风池穴刮至肩井穴（大椎穴与肩峰端连线的中点），此处最好使用角推的手法，刮拭 4～5 分钟。

2. 如图 3—5 所示，由大椎穴（在后正中线上，第七颈椎棘突下凹陷中）刮至长强穴（在尾骨端直下，尾骨端与肛门连线的中点），刮拭 4～5 分钟。

3. 如图 3—6 所示，由大杼穴（在背部，第一胸椎棘突下，旁开 1.5 寸处）刮至白环俞穴（在骶部，第四骶椎棘突下，旁开 1.5 寸），刮拭 4～5 分钟。

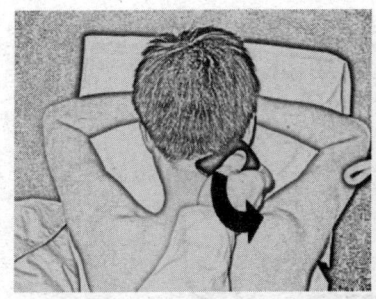 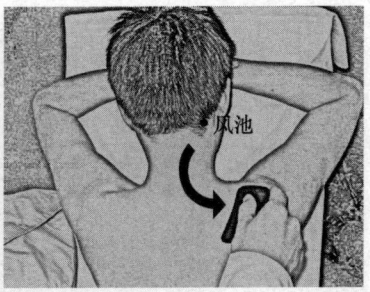

图3—4 颈肩部和腰背部刮痧保健1

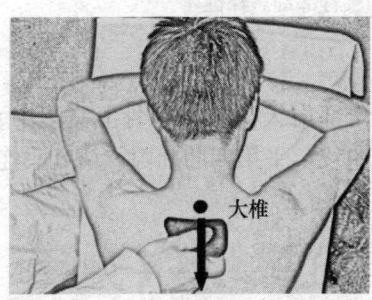 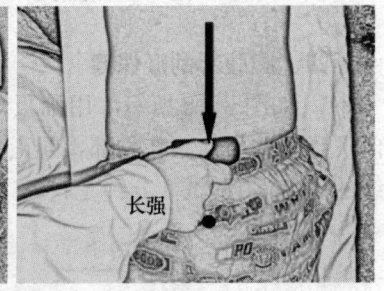

图3—5 颈肩部和腰背部刮痧保健2

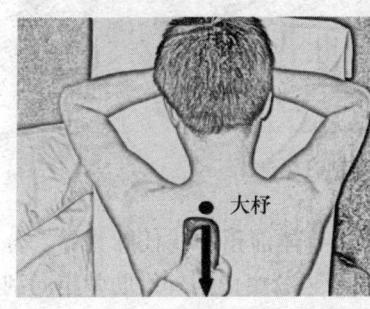 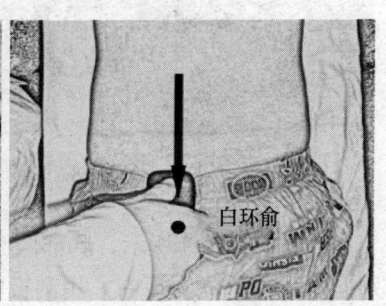

图3—6 颈肩部和腰背部刮痧保健3

4. 如图3—7所示,点按夹脊穴(第一胸椎至第五腰椎棘突下,旁开0.5寸处),点按4~5分钟。

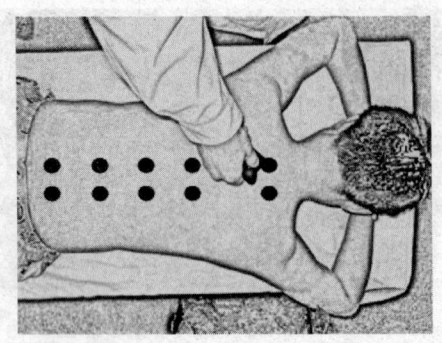

图 3—7 颈肩部和腰背部刮痧保健 4

四、胸腹部刮痧保健

1. 如图 3—8 所示,用刮板角部由天突穴(胸骨上窝正中)向下刮至膻中穴(在胸部,前正中线,平第四肋间隙,两乳头连线的中点),刮拭 3 分钟左右。

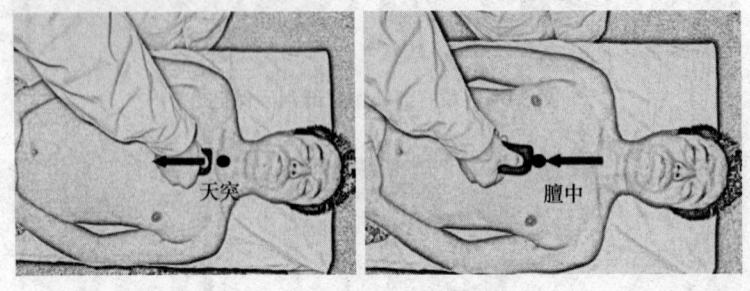

图 3—8 胸腹部刮痧保健 1

2. 如图 3—9 所示,胸部两侧以身体前正中线任脉为界,分别向左、右(先左后右)用刮板整个边缘由内向外沿肋骨走向刮拭,注意隔过乳头部位。中府穴(前正中线旁开 6 寸,第 1 肋下)处宜用刮板角部从上向下刮拭。刮拭 3 分钟左右。

3. 如图 3—10 所示,由上向下刮拭腹部。可用刮板的整个边缘或 1/3 边缘,自左侧依次向右侧刮。有内脏下垂者,应由下向上刮拭。刮拭3分钟左右。

4. 如图3—11所示，点按腹部天枢穴（脐旁2寸处）和关元穴（脐下3寸处）3分钟左右。

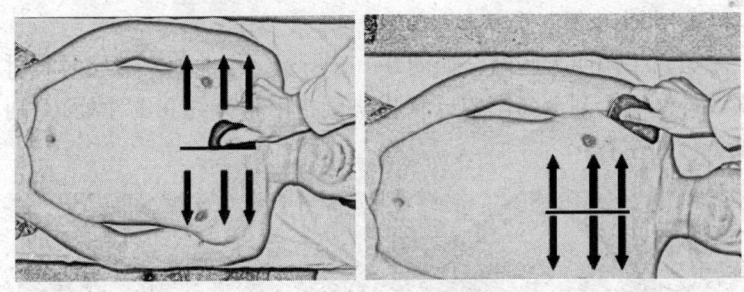

图3—9　胸腹部刮痧保健2

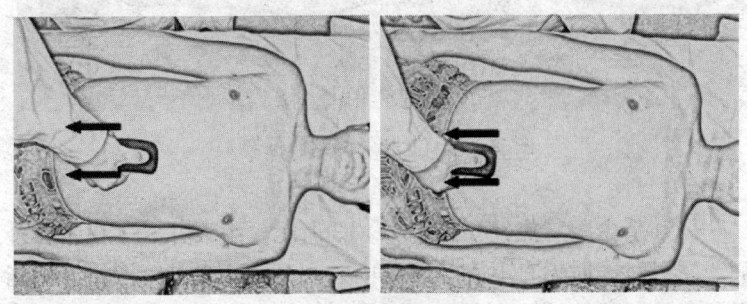

图3—10　胸腹部刮痧保健3

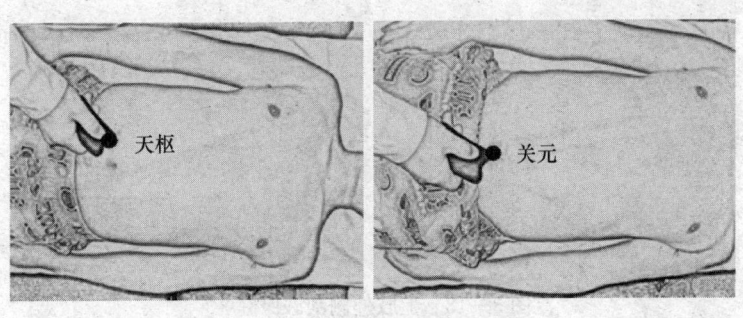

图3—11　胸腹部刮痧保健4

五、四肢部刮痧保健

四肢由近端向远端刮拭,下肢静脉曲张及浮肿患者,应从肢体末端向近端刮拭,关节骨骼凸起部位应顺势减轻力度。

1. 上肢外侧（手三阳经）

（1）手阳明大肠经：如图 3—12 所示,由曲池穴（屈肘时肘横纹外侧端）刮至商阳穴（食指桡侧指甲角旁约 0.1 寸处）。刮拭 2 分钟左右。

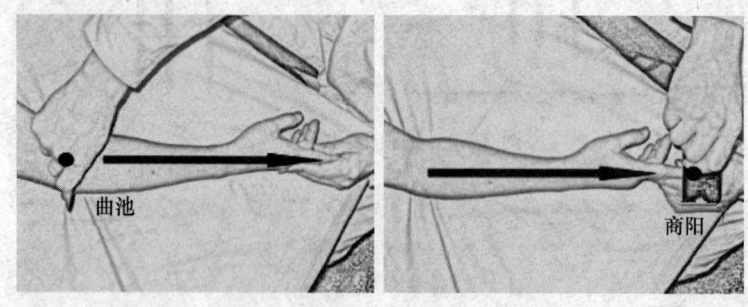

图 3—12　上肢外侧刮痧保健 1

（2）手少阳三焦经：如图 3—13 所示,由天井穴（在胳膊外侧,屈肘时,肘尖直上 1 寸凹陷中）刮至关冲穴（第四指尺侧指甲角旁约 0.1 寸处）。刮拭 2 分钟左右。

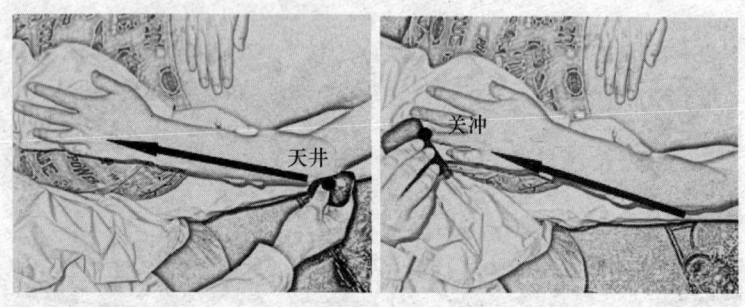

图 3—13　上肢外侧刮痧保健 2

(3) 手太阳小肠经：如图 3—14 所示，由小海穴（在肘内侧，尺骨鹰嘴与肱骨内上髁之间凹陷中）刮至少泽穴（在手小指尺侧指甲角旁约 0.1 寸处）。刮拭 2 分钟左右。

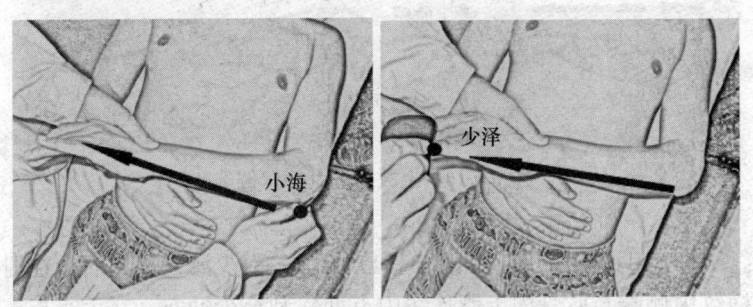

图 3—14　上肢外侧刮痧保健 3

2. 上肢内侧（手三阴经）

(1) 手太阴肺经：如图 3—15 所示，由尺泽穴（手心向上，微屈肘时有肘横纹，在横纹中肱二头肌腱的桡侧缘）刮至少商穴（手心向上，在大拇指外侧指甲角旁约 0.1 寸处）。刮拭 2 分钟左右。

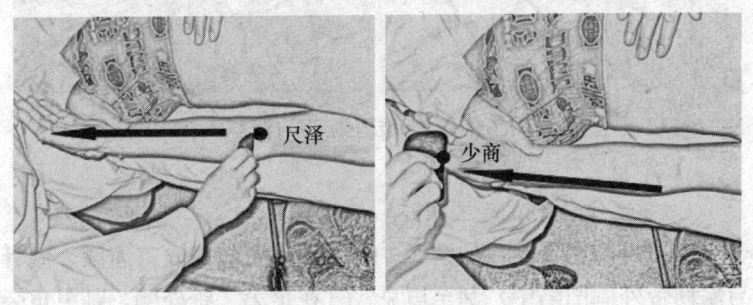

图 3—15　上肢内侧刮痧保健 1

(2) 手厥阴心包经：如图 3—16 所示，由曲泽穴（在肘横纹中，肱二头肌腱的尺侧缘）刮至中冲穴（在手中指末节尖端中央）。刮拭 2 分钟左右。

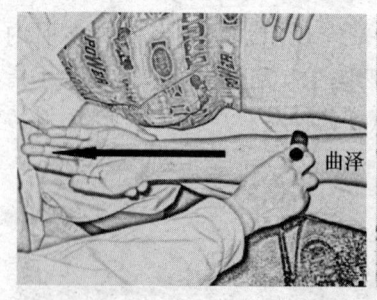 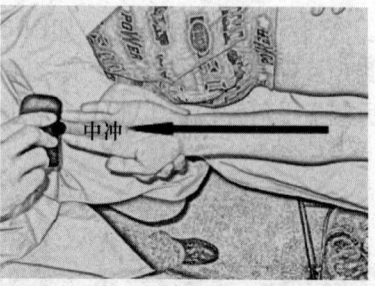

图 3—16　上肢内侧刮痧保健 2

（3）手少阴心经：如图 3—17 所示，由少海穴（屈肘，在肘横纹内侧端与肱骨内上髁连线中点处）刮至少冲穴（在手小指末节桡侧指甲角旁约 0.1 寸处）。刮拭 2 分钟左右。

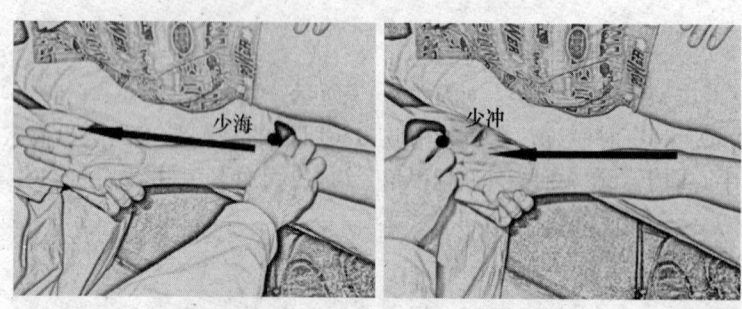

图 3—17　上肢内侧刮痧保健 3

3. 下肢外后侧（足三阳经）

（1）足阳明胃经：如图 3—18 所示，由犊鼻穴（屈膝，髌骨与髌韧带外侧凹陷中）刮至厉兑穴（在足第二趾外侧，趾甲角旁约 0.1 寸处）。刮拭 3 分钟左右。

（2）足少阳胆经：如图 3—19 所示，由阳陵泉穴（在小腿外侧，腓骨小头前下方凹陷中）刮至足窍阴穴（在足第四趾末节外侧，趾甲角旁约 0.1 寸处）。刮拭 3 分钟左右。

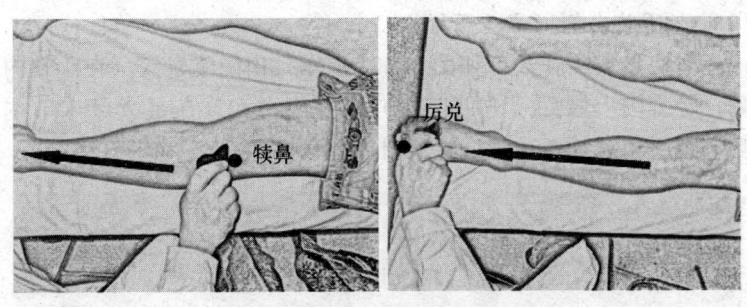

图 3—18 下肢外侧刮痧保健 1

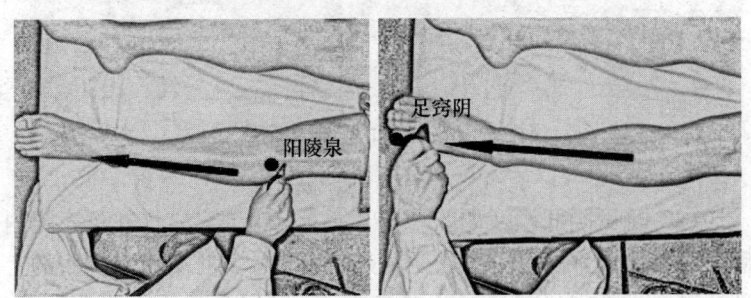

图 3—19 下肢外侧刮痧保健 2

（3）足太阳膀胱经：如图 3—20 所示，由委中穴（在腘横纹中点处）刮至至阴穴（在足小趾末节外侧，趾甲角旁约 0.1 寸处）。刮拭 3 分钟左右。

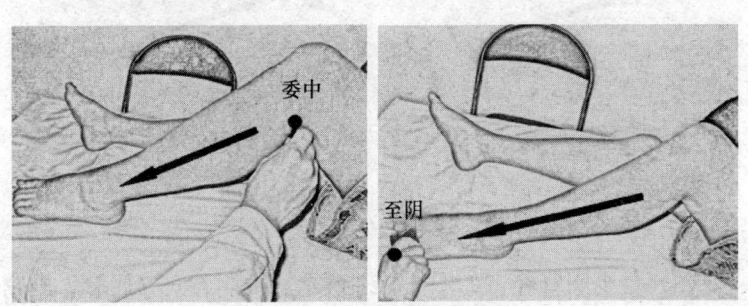

图 3—20 下肢外侧刮痧保健 3

4. 下肢内侧（足三阴经）

(1) 足太阴脾经：如图 3—21 所示，由阴陵泉穴（在小腿内侧，胫骨内上髁后下方凹陷中）刮至隐白穴（在足大趾末节内侧，趾甲角旁约 0.1 寸处）。刮拭 3 分钟左右。

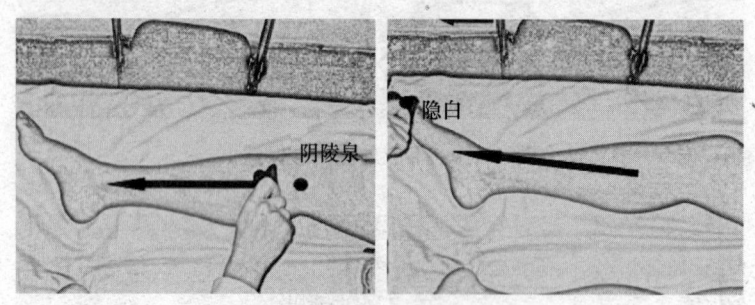

图 3—21　下肢内侧刮痧保健 1

(2) 足厥阴肝经：如图 3—22 所示，由曲泉穴（在足小腿内侧，胫骨内上髁的后下方，阴陵泉穴后 1 寸，腓肠肌内侧头的上部）刮至大敦穴（在足拇趾末节外侧，趾甲角旁约 0.1 寸）。刮拭 3 分钟左右。

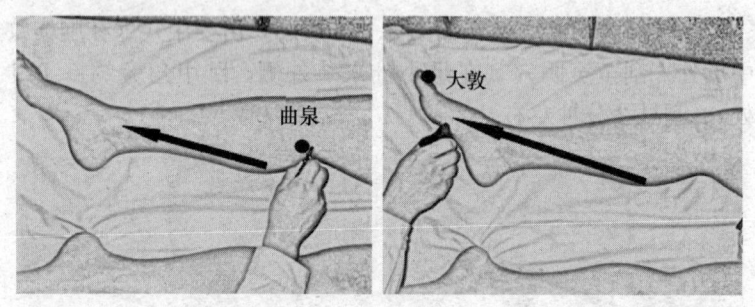

图 3—22　下肢内侧刮痧保健 2

(3) 足少阴肾经：如图 3—23 所示，由阴谷穴（屈膝，腘窝内侧，半腱肌与半膜肌之间）刮至涌泉穴（在足底部，卷足时足前部凹陷中）。刮拭 3 分钟左右。

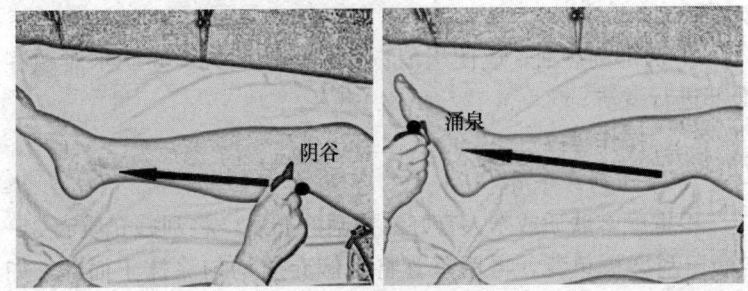

图 3—23　下肢内侧刮痧保健 3

六、注意事项
1. 刮拭后可用手掌按摩刮拭部位，以增强保健效果。
2. 注意掌握刮拭时间，每个部位一般刮拭 3～5 分钟。

模块二　刮痧美容

刮痧美容能在一定程度上刺激表皮神经末梢，使局部组织的血管扩张，增强黏膜的渗透性，加快血液和淋巴液的循环，加强细胞的吞噬作用，加快代谢产物排出，促进细胞的自我修复，疏通细胞营养的供给渠道，增强皮肤的免疫功能等，从而达到改善面部色泽，有效消除、淡化色斑，补充营养物质，滋润肌肤，减少皱纹，延缓皮肤衰老等目的。

一、准备工作
1. 准备刮痧板、刮痧介质、75％酒精、消毒棉片、洁面乳、爽肤水等物品。用消毒棉片蘸 75％酒精消毒鱼形刮痧板。
2. 刮痧师协助顾客更换衣物和保管随身携带物品。
3. 将顾客安顿好后，刮痧师用毛巾垫在顾客头部下方，翻转毛巾,折叠毛巾边缘,将其头发包起来,暴露前额,如图3—24所示。

4. 面部刮痧前,应使用消毒棉片、洁面乳、爽肤水对顾客面部进行清洁。

二、操作程序

1. 涂抹刮痧介质

根据顾客肤质或个人喜好涂抹刮痧介质,将刮痧介质滴3~5滴于刮痧板鱼背,再用鱼背将刮痧介质均匀涂抹于面部,如图3—25所示。

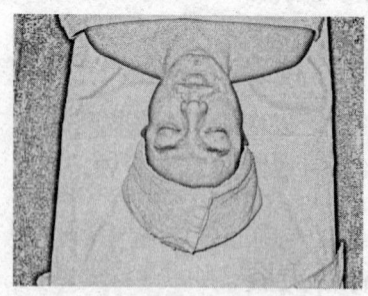
图3—24 包头

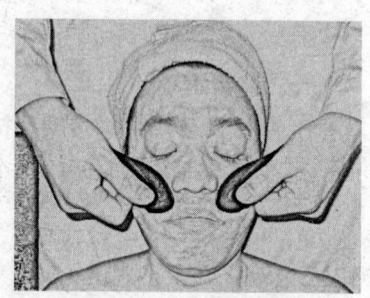
图3—25 涂抹刮痧介质

2. 鱼头圈点面颊

如图3—26所示,用鱼头点按人中穴、迎香穴、地仓穴、承浆穴、听宫穴和太阳穴,反复两遍,每穴处停留约10秒钟。

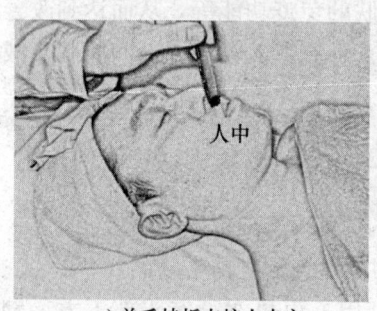
a) 单手持板点按人中穴

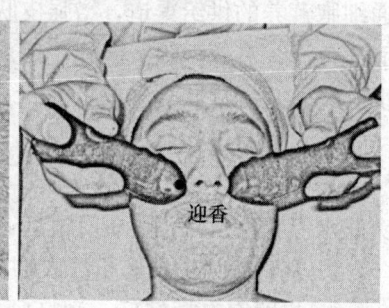
b) 点按迎香穴

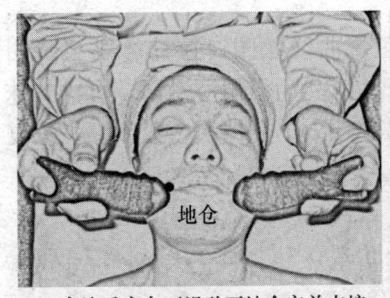
c) 自迎香穴向下滑动至地仓穴并点按

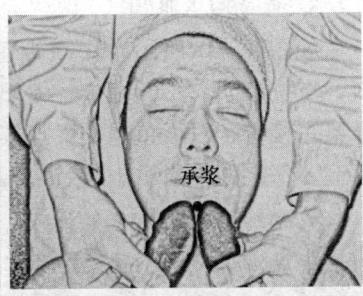
d) 自地仓穴向下滑动至承浆穴并点按

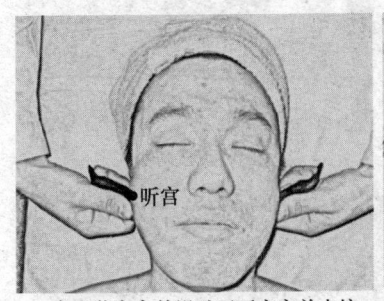
e) 自承浆穴向外滑动至听宫穴并点按

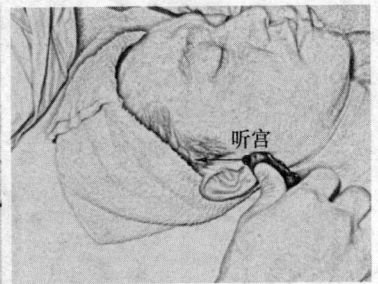
f) 自听宫穴向上滑动

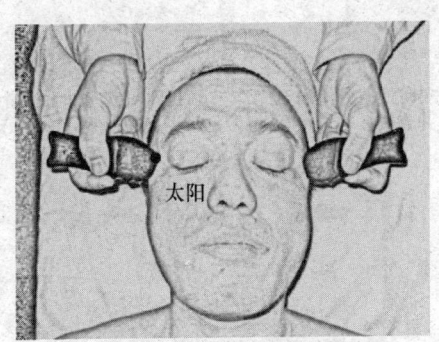
g) 经听宫穴滑动至太阳穴并点按

图 3—26　鱼头圈点面颊

3. 鱼尾圈点眼周

如图 3—27 所示,用双板鱼尾曲线状凹口拉抹鼻梁至睛明穴,点按睛明穴、四白穴、太阳穴;然后沿眉弓滑回,再次拉抹鼻梁;接着,双板鱼尾交叉点按睛明穴、阳白穴、太阳穴,反复两遍。每穴处停留约 10 秒钟。

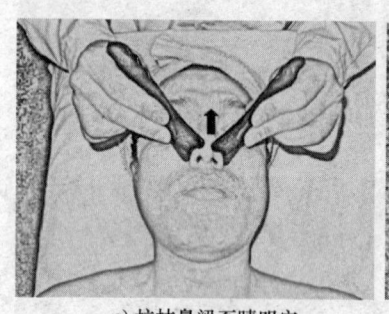

a) 拉抹鼻梁至睛明穴　　　　　b) 点按睛明穴

c) 自睛明穴向外下方滑动至　　d) 自四白穴向外上方滑动至太阳穴
　　四白穴并点按　　　　　　　　　并点按,然后重复 a) 操作

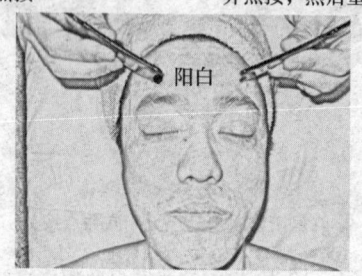

e) 点按睛明穴后向外上方滑动至阳白穴并点按,
　　然后滑至太阳穴,重复 d) 操作

图 3—27　鱼尾圈点眼周

4. 双板鱼身拉抹面颊

如图 3—28 所示,用双板鱼身拉抹额头,用鱼头拉抹耳前三穴(耳门穴、听宫穴、听会穴),反复两遍。用鱼背揉摩以安抚全脸。

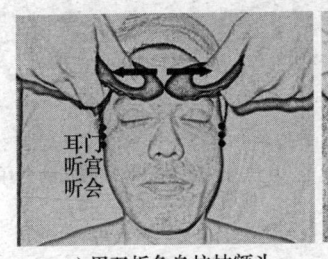

a) 用双板鱼身拉抹额头　　b) 拉抹耳前三穴

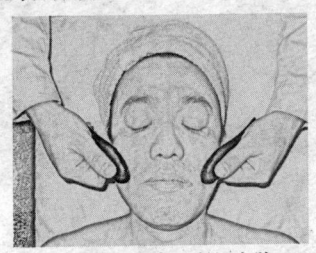

c) 用鱼背揉摩以安抚全脸

图 3—28　双板鱼身拉抹面颊

5. 刮拭全脸

刮拭全脸的具体操作如图 3—29 所示。

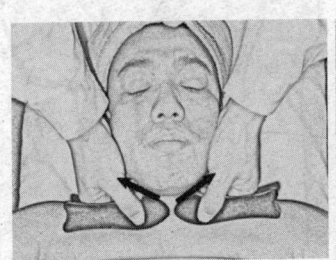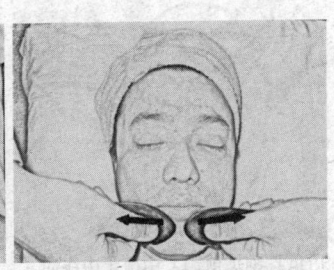

a) 双板鱼身置于下颏,沿着皮肤纹理从内向外刮至下颌角,反复三遍　　b) 双板鱼身从承浆穴经下颌角前的颊车穴刮至耳前听宫穴处,反复三遍

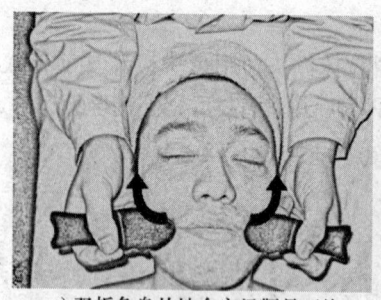

c) 双板鱼身从地仓穴经颧骨下缘刮至耳前听宫穴，反复三遍

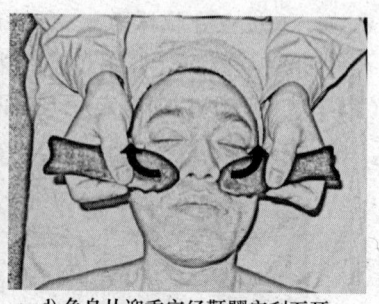

d) 鱼身从迎香穴经颧髎穴刮至耳前听宫穴，反复三遍

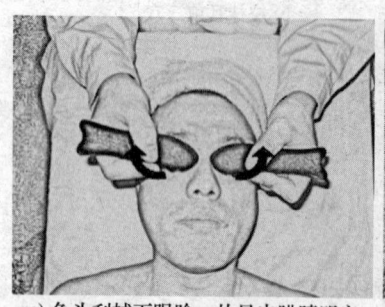

e) 鱼头刮拭下眼睑，从目内眦睛明穴经眶下缘四白穴向外刮至太阳穴，反复三遍

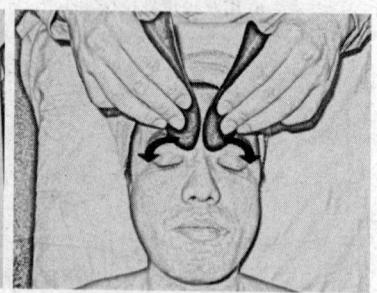

f) 鱼身刮拭上眼睑，从目内眦睛明穴，沿上眼睑经鱼腰穴刮至太阳穴，反复三遍

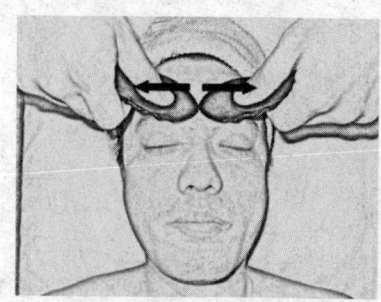

g) 用鱼身刮拭前额，由前正中线向两侧分刮至太阳穴，反复三遍

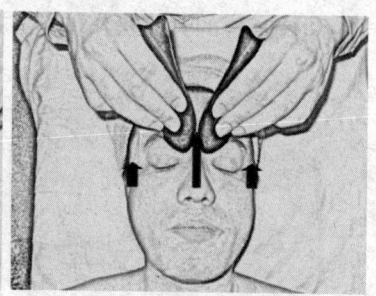

h) 用鱼身拉抹鼻梁，沿笑纹提升肌肤至太阳穴，拉抹鱼尾纹，反复三遍

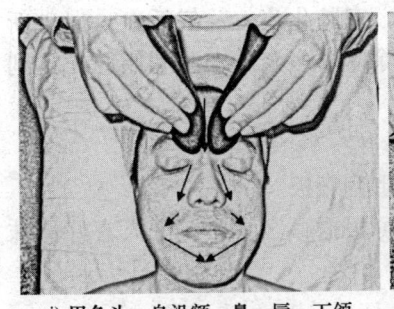
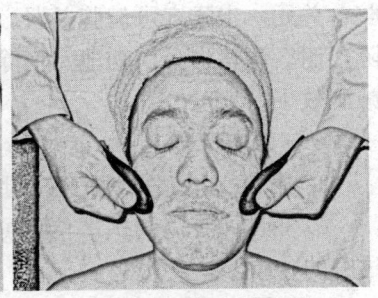

i) 用鱼头、身沿额、鼻、唇、下颌走"S"形，塑造脸部的轮廓

j) 用鱼背揉摩以安抚全脸

图 3—29　刮拭全脸

三、注意事项

1. 刮痧次数因人而异，需根据人体皮肤性质确定。
2. 刮痧要在面部护理前进行，手法按摩与刮痧同时进行的时间以 15～20 分钟为宜。
3. 做换肤不足两个月者忌刮，洗眉过深有肉芽炎症者忌刮。
4. 面部刮痧后四小时内不化彩妆，不热敷面。

模块三　刮痧减肥

人体肥胖的原因：其一是食欲好、食量大、吸收佳，而运动量小；其二是脾气虚，运化功能减弱，致使运化水湿功能低下，能量代谢发生障碍，湿聚而成痰，湿和痰（即多余的水分与脂肪）不断蓄积，形成形体肥胖。脾气虚者坚持刮痧减肥，可以预防和治疗肥胖症。坚持对肥胖的局部进行刮痧，对各种原因引起局部肥胖均有减肥效果。

刮痧减肥作用机理：体内的水湿运化过程是肺、脾、肾三脏共同参与完成的，刮拭背部膀胱经的有关腧穴及膻中、中脘、关元、丰隆穴可健脾益肾，宣肺化痰，益气活血，促进新陈代谢，调整内分泌功能，消除体内多余的水湿和脂肪，达到减肥效果。

一、准备工作

1. 用75%酒精棉片消毒方形刮痧板。

2. 露出顾客需刮拭部位，可根据顾客体质或个人喜好涂抹适宜的介质。

二、操作程序

1. 局部刮拭

根据顾客体形，选取肥胖的局部直接刮拭，如图3—30所示。刮拭时应使按压力传导到皮下组织，促其被动运动，加强新陈代谢，消除局部的水分和脂肪，达到减肥目的。

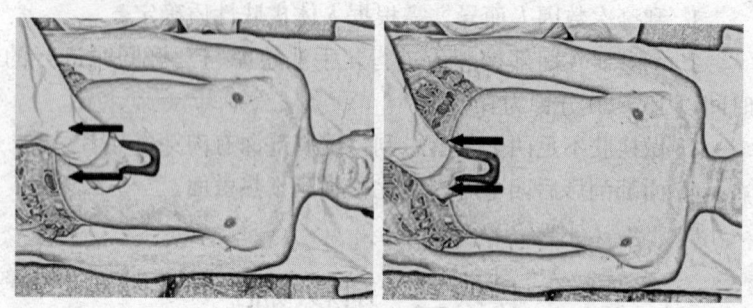

图3—30　局部刮拭

2. 穴位刮拭

一般取背部双侧肺俞、脾俞、肾俞，胸腹部膻中、中脘、天枢、关元，以及四肢部的丰隆、足三里、三阴交、曲池等穴位刮拭，如图3—31所示。

三、注意事项

1. 刮痧减肥时力度要适中，每天刮1～2次，每次20分钟左右。

2. 刮痧前必须涂抹刮痧润滑剂保护皮肤。
3. 注意掌握刮拭时间,每个部位一般刮拭 3~5 分钟。

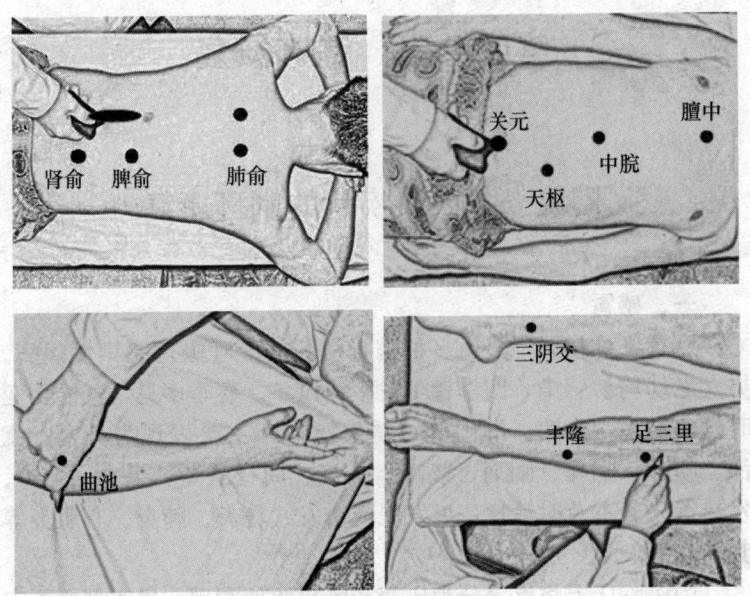

图 3—31 穴位刮拭

第四单元　刮痧康复

模块一　内科疾病的刮痧康复

一、感冒

感冒又称伤风，是由多种病毒引起的上呼吸道感染性疾病。男女老幼均易感染，四季皆可发生，以冬、春季多见，气候骤变时发病增多，受凉、淋雨等可诱发。临床主要表现为鼻塞、流涕、喷嚏、咽痒、咽痛、咳嗽、头痛、周身酸楚、乏力、怕冷、发热等。若不及时治疗，可发展或诱发气管炎、肺炎、心肌炎等其他疾病。

中医临床上将感冒分为风寒和风热两种类型。风寒型主要表现为恶寒重、发热轻、流涕、无汗；风热型则主要表现为恶寒轻、发热重、咽痛、出汗。

1. 刮治部位及方法

风寒型感冒的刮治部位及方法：

步骤一：如图 4—1a 所示，刮风池、大椎、风门、肺俞穴及肩胛部。重刮，每处 3 分钟。

步骤二：刮中府穴及前胸，如图 4—1b 所示。然后刮足三里穴，如图 4—1c 所示。轻刮，每处 3 分钟。

风热型感冒的刮治部位及方法：

步骤一：刮大椎、风池、风门、肺俞穴及肩胛部，如图 4—1a 所示。重刮，每处 3 分钟。

步骤二：刮曲池、尺泽、少商、外关、合谷穴，如图 4—1d

和图 4—1e 所示。轻刮,每处 3 分钟。

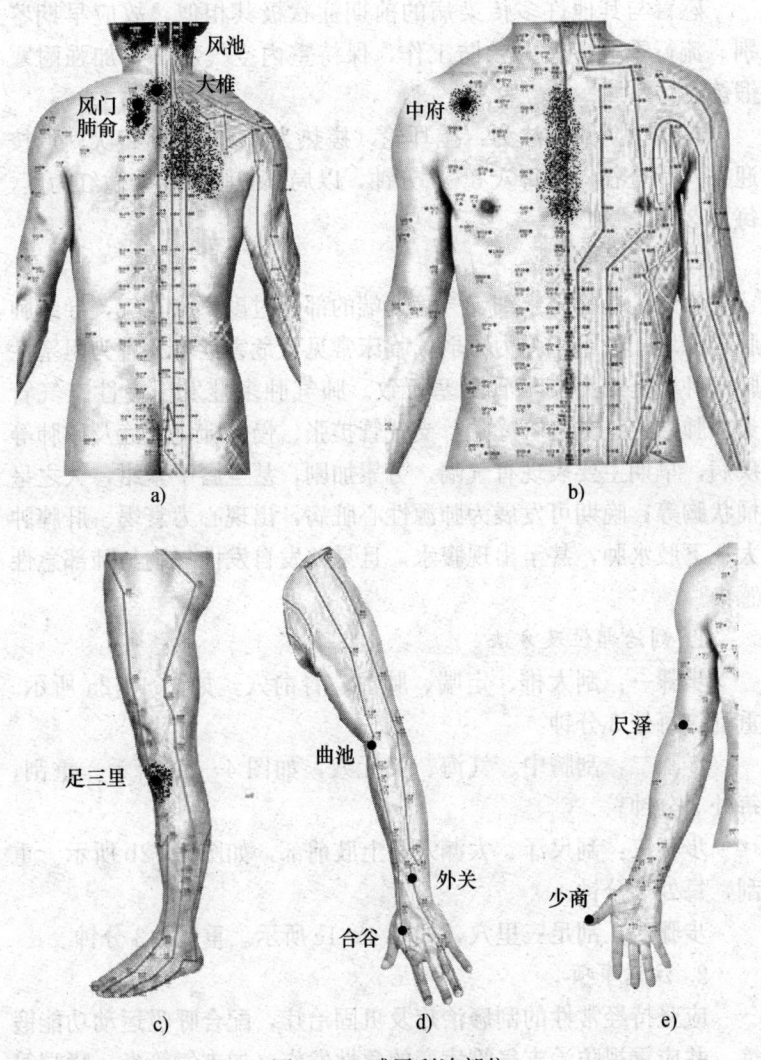

图 4—1 感冒刮治部位

2. 注意事项

感冒与其他许多传染病的前期症状极其相似，故应早期鉴别。流行季节应做好预防工作，保持室内空气新鲜，加强耐寒锻炼。

自我预防的方法为：搓耳轮（搓热为止），每日2次；点按迎香穴和合谷穴，每穴3～5分钟，以局部酸胀、皮肤微红为度，每日2次。

二、肺气肿

肺气肿是指终末细支气管远端的部分过度膨胀充气，导致肺脏容积增加，组织弹力减弱。临床常见且危害性较大者为阻塞性肺气肿，是细小支气管阻塞所致。肺气肿多继发于慢性支气管炎、肺结核、支气管哮喘、支气管扩张、慢性肺化脓症及矽肺等疾病，早期主要表现有气喘，劳累加剧，甚至唇甲紫绀，久之呈桶状胸等；晚期可发展为肺源性心脏病，出现心力衰竭、肝脾肿大、下肢水肿，甚至出现腹水，且易并发自发性气胸与肺部急性感染。

1. 刮治部位及方法

步骤一：刮大椎、定喘、肺俞、肾俞穴，如图4—2a所示。重刮，每处3分钟。

步骤二：刮膻中、气海、关元穴，如图4—2b所示。重刮，每处3分钟。

步骤三：刮尺泽、太渊穴及上肢前部，如图4—2b所示。重刮，每处3分钟。

步骤四：刮足三里穴，如图4—1c所示。重刮，3分钟。

2. 注意事项

应坚持经常性的刮痧治疗及巩固治疗，配合呼吸运动功能锻炼，并应重视防治支气管病变的急性发作（如支气管炎、哮喘等急性发作），以防止肺气肿进一步加重。

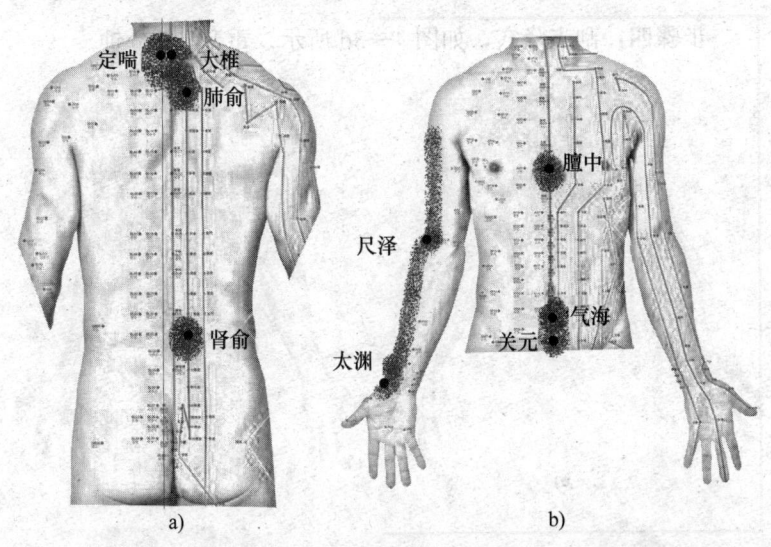

图 4—2 肺气肿刮治部位

三、肺炎

肺炎是指肺部的炎症渗出,常因细菌、病毒感染或过敏引起,尤以细菌感染为最多。按其病变部位与性质可分为大叶性肺炎、小叶性肺炎、间质性肺炎及麻疹性肺炎、过敏性肺炎等。临床上最常见的是大叶性肺炎,多发于冬、春两季,青壮年居多,且男多于女。虽然肺炎类型有别,但临床上都以起病急骤、寒战、高热、咳嗽、咳痰(铁锈色痰)、胸痛、气急、呼吸困难、紫绀及食欲不振、恶心、呕吐等为主要表现。

1. 刮治部位及方法

步骤一:刮大椎、身柱、肺俞、心俞穴,如图 4—3a 所示。轻刮,每处 3 分钟。

步骤二:刮膻中穴,如图 4—3b 所示。重刮,3 分钟。

步骤三:刮曲池、尺泽、孔最、合谷穴,如图 4—3c 所示。重刮,每处 3 分钟。

步骤四：刮丰隆穴，如图4—3d所示。重刮，3分钟。

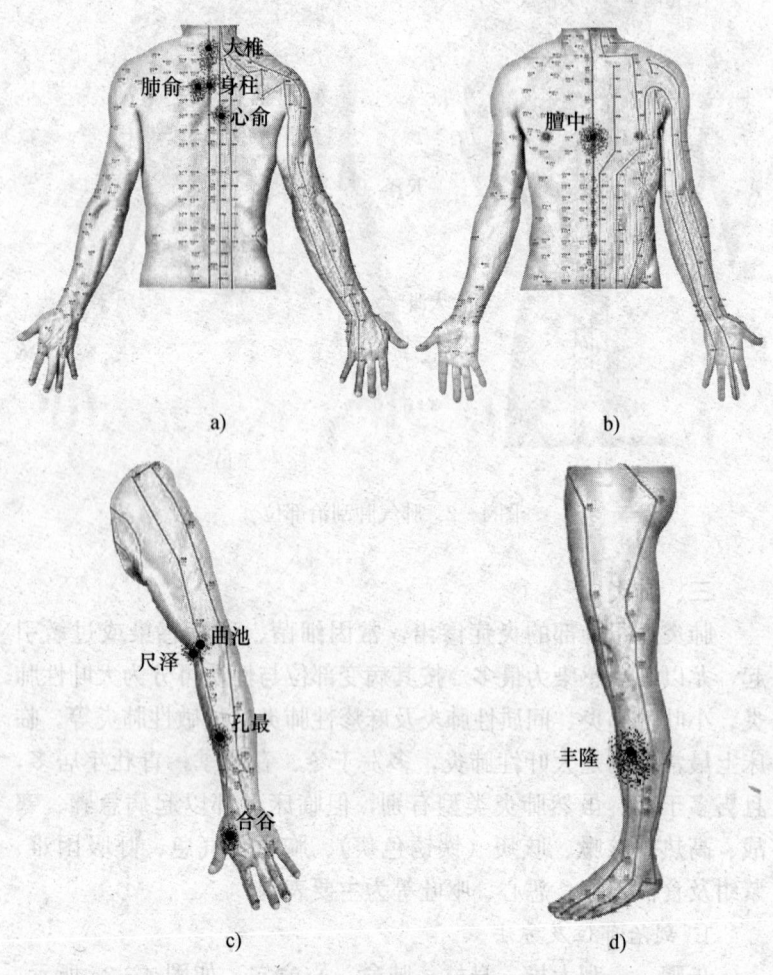

图4—3 肺炎刮治部位

2. 注意事项

刮痧治疗本病多用泻法，须注意休息，并应配合强有力的抗生素治疗。

四、慢性胃炎

慢性胃炎一般分为浅表性、萎缩性和肥厚性三种,是以胃黏膜的非特异性慢性炎症为主要病理变化的胃病。慢性胃炎可由急性胃炎转变而来,也可由不良饮食习惯、长期服用胃刺激药物,口腔、鼻咽部慢性感染病灶、幽门螺杆菌感染及自身免疫性疾病等所致,临床表现以慢性、反复性的上腹部疼痛及食欲不振、消化不良、饱胀、嗳气为主,多见于20~40岁男性。

1. 刮治部位及方法

步骤一:刮脾俞、胃俞穴,如图4—4a所示。轻刮,每处3分钟。

步骤二:按揉或刮中脘、章门、气海穴,如图4—4b所示。手法宜轻,每处3分钟。

步骤三:刮足三里穴,如图4—1c所示。重刮,3分钟。

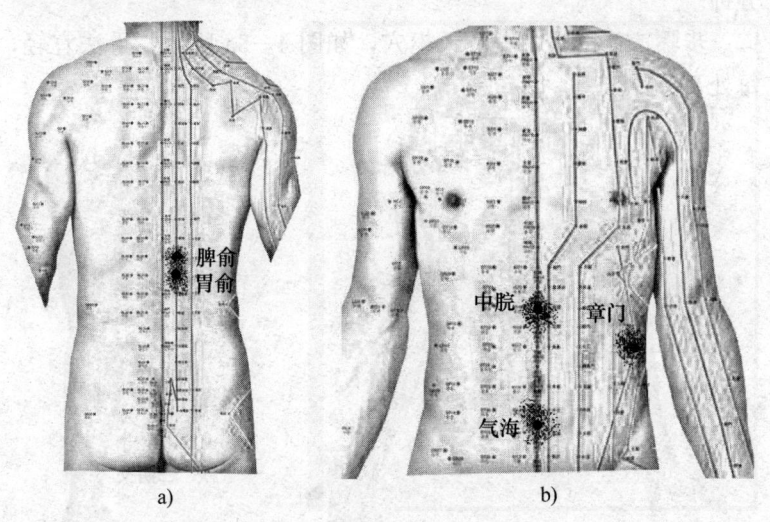

图4—4 慢性胃炎刮治部位

2. 注意事项

本病多与情志不遂、饮食不节有关，以虚症为多。因此，刮痧治疗应长期坚持，才可能收到满意疗效，手法应以补法为主，同时要注意精神和饮食的调节，可少食多餐，以清淡、易消化食物为宜，忌酒、油腻及辛辣等刺激性食物。

五、消化不良

消化不良，是消化系统本身的疾病或其他疾病所引起的消化机能紊乱症候群，多因暴饮暴食，时饥时饱，偏食辛辣、肥甘或过冷、过热、过硬之食物所致，临床主要表现为腹胀不适、嗳气、恶心呕吐、腹泻或便秘、完谷不化等。

1. 刮治部位及方法

步骤一：刮脾俞、胃俞穴，如图 4—4a 所示。轻刮，每处 3 分钟。

步骤二：按揉中脘、天枢穴，如图 4—5a 所示。手法宜轻，每处 3 分钟。

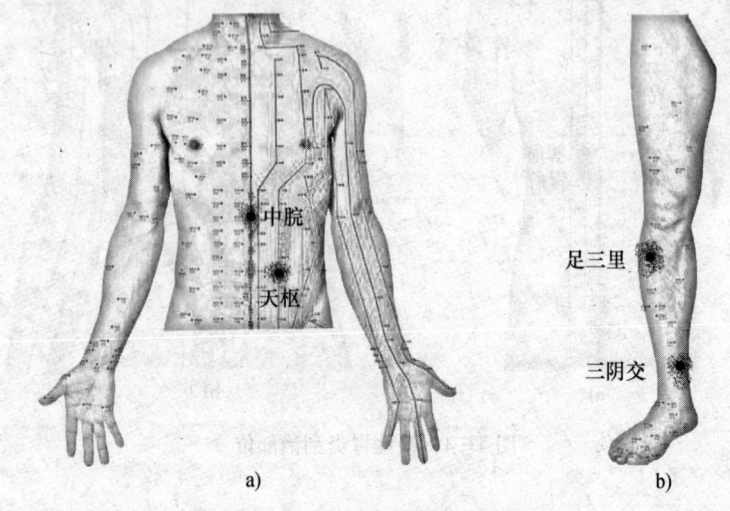

图 4—5　消化不良刮治部位

步骤三：刮足三里、三阴交穴，如图 4—5b 所示。重刮，每处 3 分钟。

2. 注意事项

在刮痧治疗的同时，应注意饮食有规律，不可过饱，忌食肥甘厚味及苦寒食品。

六、胆绞痛（胆囊炎、胆石症）

胆绞痛是胆道系统疾病的常见症状，常发生在胆囊炎、胆石症的急性发作期间，多由于结石刺激或胆道阻塞、胆囊收缩时胆汁排出受阻而浓缩，其中的胆盐刺激胆囊黏膜而发生剧烈疼痛。同时可能伴有上腹闷胀、食欲不振、嗳气、恶心、呕吐、黄疸等。

1. 刮治部位及方法

发作期：

步骤一：刮天宗、胆俞穴及肩胛部，如图 4—6b 所示。重刮，每处 3 分钟。

步骤二：刮期门、日月、梁门穴，如图 4—6b 所示。重刮，每处 3 分钟。

缓解期：

步骤一：刮胆俞、日月穴及上腹部。轻刮，每处 3 分钟。

步骤二：刮阳陵泉、胆囊、光明、丘墟穴及小腿外侧，如图 4—6c 所示。重刮，每处 3 分钟。

2. 注意事项

采用刮痧疗法宜在慢性期治疗该病，对于有感染的急性病例及剧烈的胆绞痛，则不宜采用刮痧法而必须采取其他措施治疗。

七、腹痛

腹痛是就胃脘以下、横骨以上范围内的疼痛而言的，是临床上常见的一种症状，可伴发于多种脏腑疾病中。虽然腹痛的原因很多、范围很广，但最常见的则为外感寒邪，内入腹中，或过食生冷，中阳受伤，脾胃运化无权。其次是暴饮暴食或进食不干净食物，或脾胃阳虚、气血生化之源不足、经脉脏腑失其温养。

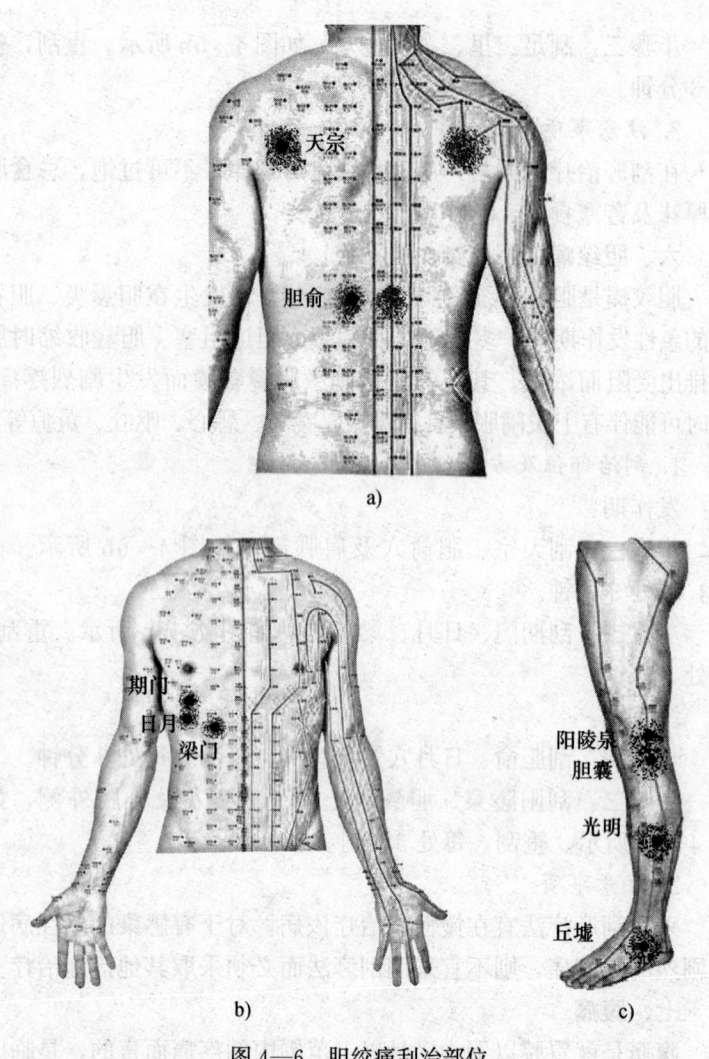

图 4—6 胆绞痛刮治部位

临床上表现为腹痛剧烈,尤其是涉及范围较广,伴有腹肌紧张等,应注意与胃肠穿孔、腹膜炎、宫外孕等急腹症相鉴别。若属急腹症,应及时送医院诊治,暂不作刮痧治疗。

1. 刮治部位及方法

步骤一：刮胃俞、肾俞、大肠俞穴，如图 4—7a 所示。轻刮，每处 3 分钟。

步骤二：按揉中脘、天枢、关元穴，如图 4—7b 所示。手法宜轻，每处 3 分钟。

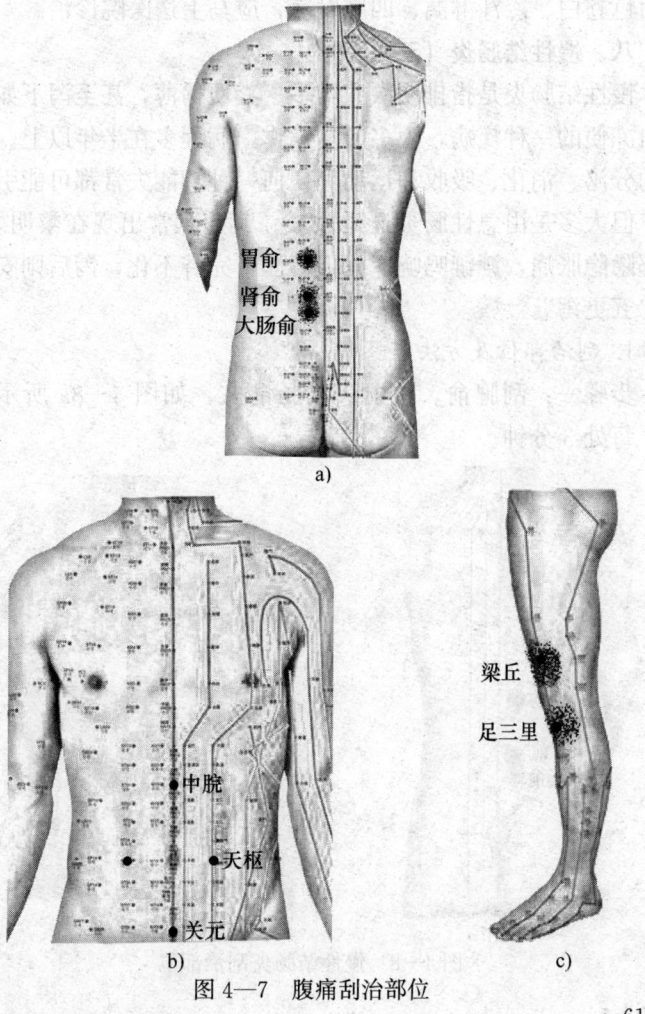

图 4—7 腹痛刮治部位

步骤三：刮梁丘、足三里穴，如图 4—7c 所示。重刮，每处 3 分钟。

2. 注意事项

慢性腹痛采用刮痧治疗，可收到较好的疗效。腹痛患者还应注意避免寒邪入侵，禁暴饮暴食，避免忧思郁怒。若腹痛剧烈，伴面色苍白、冷汗淋漓、四肢发凉，应马上送医院诊治。

八、慢性结肠炎（五更泻）

慢性结肠炎是指排便次数增多、粪便稀薄，甚至泻下如水样或白冻便的一种疾病，大多反复发作，病程多在半年以上。胃肠道的分泌、消化、吸收和运动等任何一种功能失常都可能引起肠炎，但大多是由急性肠炎迁延而成。其症状常出现在黎明之时，腹部隐隐胀痛，漉漉鸣响，泻下如注，完谷不化，泻后则安，俗称"五更泻"。

1. 刮治部位及方法

步骤一：刮脾俞、肾俞、大肠俞穴，如图 4—8a 所示。轻刮，每处 3 分钟。

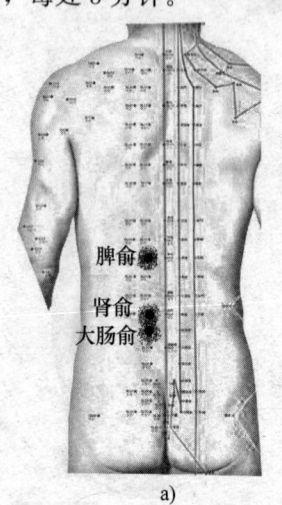 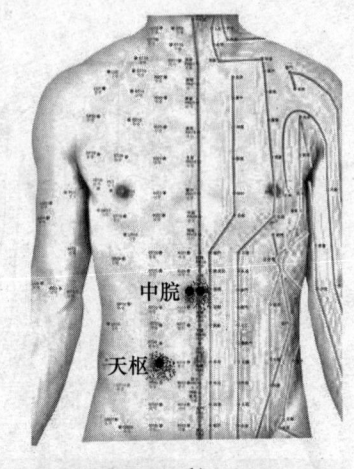

a)   b)

图 4—8 慢性结肠炎刮治部位

步骤二：按揉或刮中脘、天枢穴，如图 4—8b 所示。轻刮，每处 3 分钟。

步骤三：刮足三里穴，如图 4—1c 所示。重刮，3 分钟。

2. 注意事项

注意饮食卫生，不吃腐败变质食物，生吃瓜果要洗净，饮食宜清淡、易消化，忌食肥甘厚味食品，注意腹部保暖，避免受凉。

九、便秘

便秘是指大肠运动缓慢，水分吸收过多，粪便干燥、坚硬，滞留肠腔，不易排出体外。其特征是，排便次数减少，或是由于粪质干燥、坚硬难以排出，腹内有不适感。便秘的原因有不规则的排便习惯、久坐不动、食物过于精细、缺少含纤维素较多的食物等，常影响食欲、睡眠，也可并发痔疮、肛裂等疾病。

1. 刮治部位及方法

步骤一：刮大肠俞、小肠俞、次髎穴，如图 4—9a 所示。轻刮，每处 3 分钟。

步骤二：按揉或刮天枢、腹结、气海、关元穴，如图 4—9b 所示。轻刮，每处 3 分钟。

步骤三：刮足三里穴，如图 4—1c 所示。重刮，3 分钟。

步骤四：点揉公孙穴，如图 4—9c 所示。手法宜重，3 分钟。

2. 注意事项

刮痧对治疗单纯性便秘效果较好。患者在治疗的同时，应注意饮食调节，多吃蔬菜水果，避免久坐少动，每天进行适当的体育锻炼，养成定时排便习惯。切忌滥用泻药。

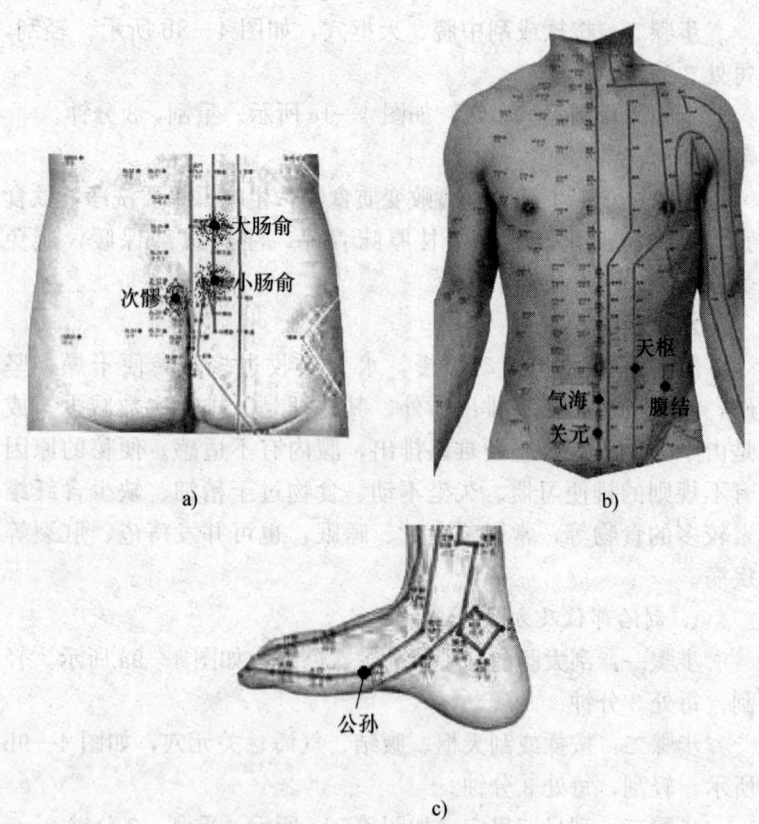

图 4—9 便秘刮治部位

十、高血压

高血压病又称原发性高血压，是指以动脉血压增高尤其是舒张压持续升高为特点的全身性、慢性血管疾病。若成人收缩压≥187千帕，舒张压≥127千帕，排除继发性高血压，并伴有头痛、头晕、耳鸣、健忘、失眠、心悸等症状即可确诊为高血压病症。晚期可导致心、肾、脑器官病变。现代医学认为，本病与中枢神经系统及内分泌、体液调节功能紊乱有关。此外，年龄，职业，环境及肥胖，高脂质、高钠盐饮食，嗜酒、吸烟等因素，也可促使高血压病发生。

1. 刮治部位及方法

步骤一：刮风池穴、肩井穴、头后部及肩部，如图 4—10a 所示。重刮，每处 3 分钟。

步骤二：刮脊柱及背部两侧膀胱经，如图 4—10a 所示。重刮，每处 3 分钟。

步骤三：按揉太阳穴，如图 4—10b 所示。手法宜重，3 分钟。

步骤四：刮曲池穴及上肢背侧，如图 4—10c 所示。重刮，每处 3 分钟。

步骤五：刮足三里、三阴交穴后点揉太冲穴，如图 4—1c 和图 4—10d 所示。重刮，每处 3 分钟。

2. 注意事项

刮痧治疗对本病有较好疗效，症状也可获得不同程度的缓解。对于顽固性高血压发展为高血压危象者，应中西药并用以控制血压。平时应注意避免精神刺激及过度疲劳，饮食宜清淡、低盐，戒烟戒酒。病情平稳期间也应坚持刮痧，以预防中风的发生。

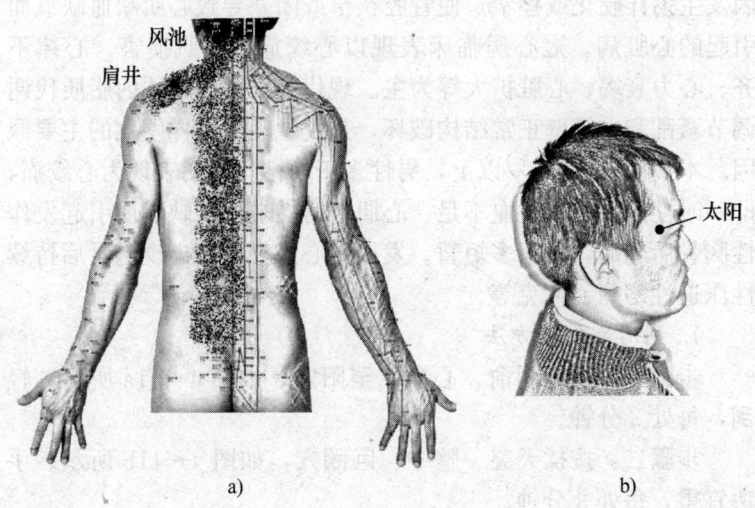

a)　　　　　　　　　　　b)

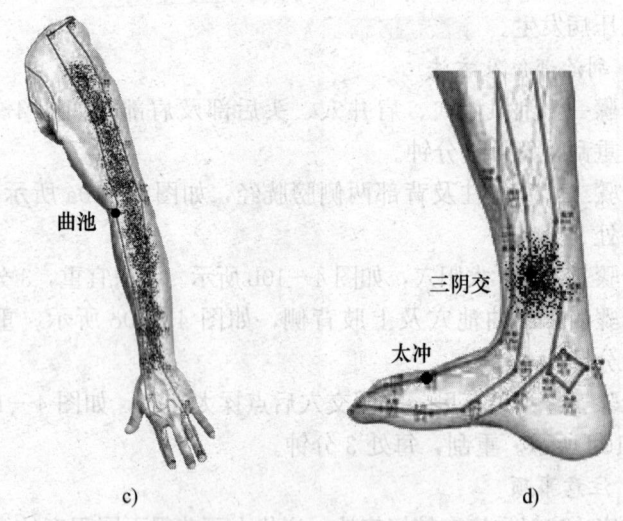

图4—10 高血压刮治部位

十一、冠心病（心绞痛）

冠心病，全称为冠状动脉粥样硬化性心脏病，是指冠状动脉因发生粥样硬化或痉挛，使管腔狭窄或闭塞导致心肌缺血缺氧而引起的心脏病。冠心病临床表现以心绞痛、心肌损害、心律不齐、心力衰竭、心脏扩大等为主。现代医学认为，体内脂质代谢调节紊乱和血管壁正常结构破坏，是发生动脉粥样硬化的主要原因。本病多发于45岁以上，男性多于女性，最初表现为心绞痛，即一时性冠状动脉供血不足、心肌暂时性缺血、缺氧而引起发作性胸骨后刺痛，时间多短暂。发展至心肌梗塞可出现胸骨后持续性压迫性疼痛、休克等。

1. 刮治部位及方法

步骤一：刮厥阴俞、心俞、至阳穴，如图4—11a所示。轻刮，每处3分钟。

步骤二：按揉天突、膻中、巨阙穴，如图4—11b所示。手法宜重，每处3分钟。

步骤三：刮曲泽穴、内关穴、上肢前侧、足三里穴、三阴交穴，如图4—11c和图4—11d所示。重刮，每处3分钟。

步骤四：按揉太溪穴，如图4—11d所示。手法宜重，3分钟。

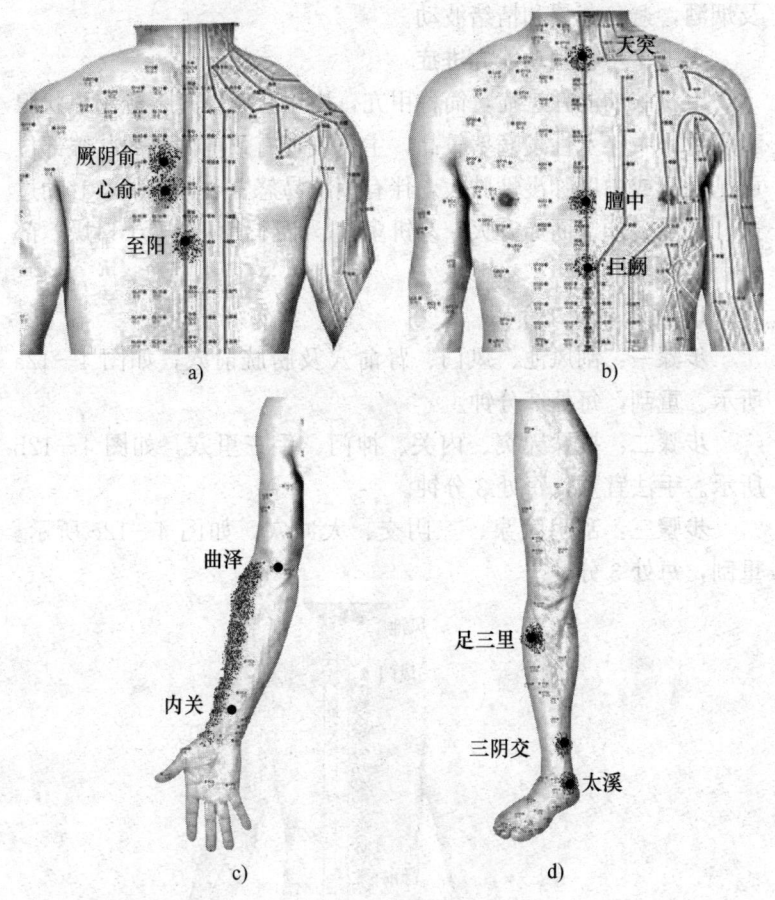

图4—11 冠心病刮治部位

2. 注意事项

刮痧对缓解和减少心绞痛发作有一定疗效，但在心绞痛发作频繁及程度加重时,应及时采用中西药物综合治疗。本病患者常可在其心俞穴、厥阴俞穴、至阳穴及其附近找到敏感点或压痛点,应在敏感点或压痛点处重点刮治。平时饮食宜清淡,忌厚味及烟酒,避免劳累和情绪波动。

十二、甲状腺功能亢进症

甲状腺功能亢进症,简称甲亢,由甲状腺体过多分泌甲状腺素所致,中年女性发病率较高,主要表现有颈前两侧甲状腺部位可见轻度或中度弥漫性肿大,伴有烦躁易怒、心悸失眠、心动过速、畏热多汗、面赤升火、易饥多食、形体消瘦、咽干口燥,部分病人有突眼症。

1. 刮治部位及方法

步骤一:刮风池、风门、肾俞穴及膀胱俞穴,如图4—12a所示。重刮,每处3分钟。

步骤二:按揉天突、内关、神门、手三里穴,如图4—12b所示。手法宜重,每处3分钟。

步骤三:刮阴陵泉、三阴交、太冲穴,如图4—12c所示。重刮,每处3分钟。

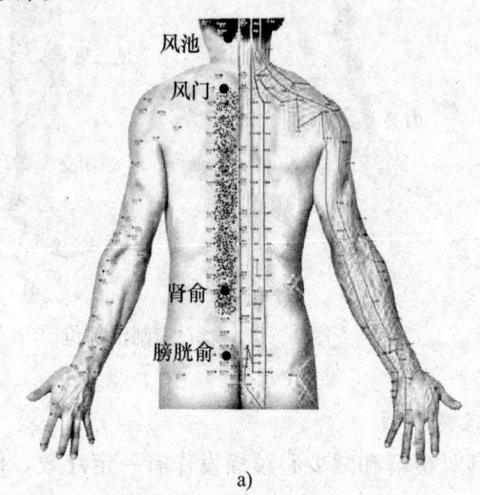

a)

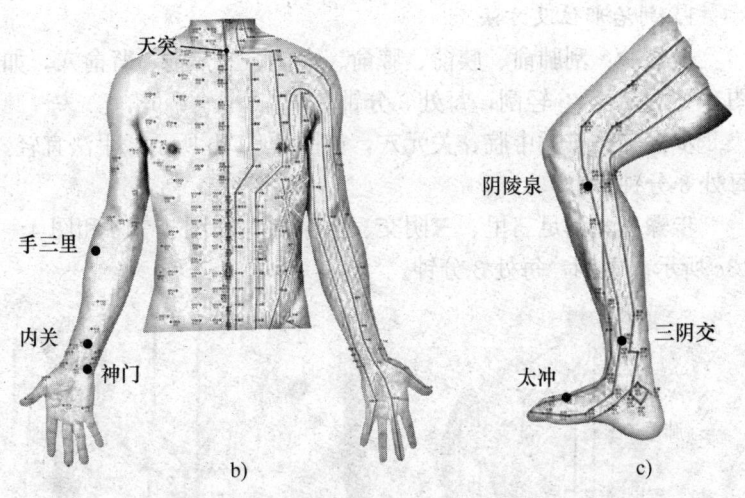

图 4—12 甲状腺功能亢进症刮治部位

2. 注意事项

情志因素对本病的发生与发展影响较大,应避免任何不良精神刺激,保持情绪乐观、心情舒畅。心率 100 次/分以上者,应全日休息,给予足够的维生素及高蛋白等营养丰富的饮食。若出现高热、烦躁、恶心、呕吐、心动过速(140～160 次/分以上)、心律失常甚至昏迷等症状,为甲亢危象,应立即送医院抢救。

十三、糖尿病

糖尿病是一种以糖代谢紊乱为主的慢性内分泌疾病。早期无症状,发展到症状期,临床上可出现多尿、多饮、多食、疲乏消瘦(即"三多一少"症状),空腹血糖高于正常及尿糖阳性等症状,重症可见神经衰弱症状及继发的急性感染、肺结核、高血压,肾及视网膜等微血管病变。严重时可出现酮症酸中毒、昏迷,甚至死亡。

1. 刮治部位及方法

步骤一：刮肺俞、胰俞、脾俞、命门、三焦俞、肾俞穴，如图 4—13a 所示。轻刮，每处 3 分钟。

步骤二：按揉中脘、关元穴，如图 4—13b 所示。手法宜轻，每处 3 分钟。

步骤三：刮足三里、三阴交、水泉穴，如图 4—1c 和图 4—13c 所示。重刮，每处 3 分钟。

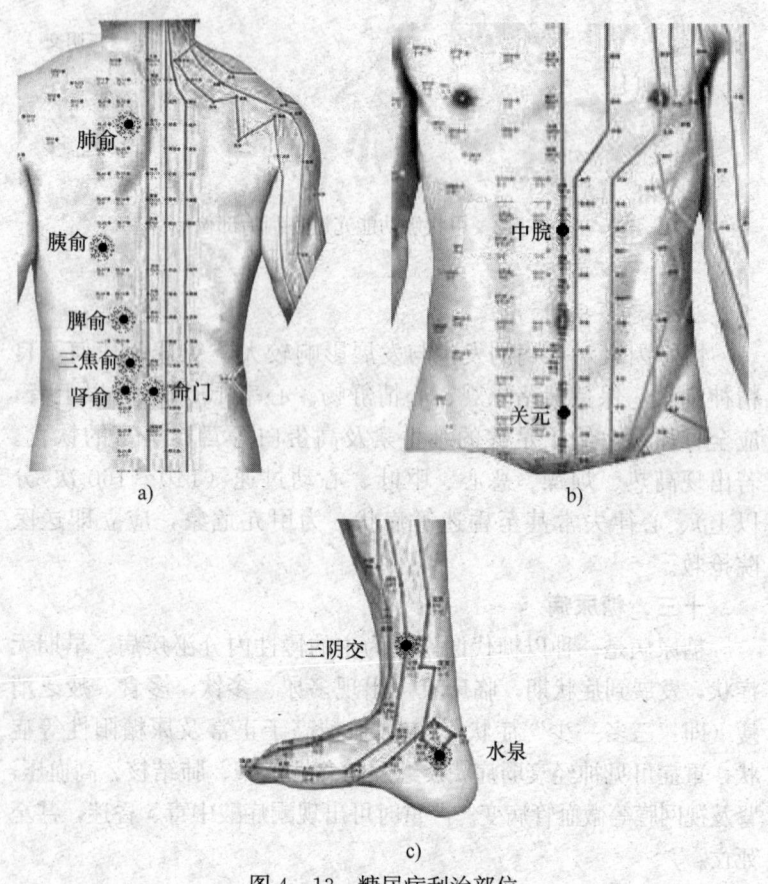

图 4—13 糖尿病刮治部位

2. 注意事项

刮痧为治疗糖尿病的辅助方法。在刮治的同时,须适当配合药物治疗。糖尿病患者抵抗力较差,治疗时应严格消毒,防止感染。重症者如发生酮症酸中毒及昏迷,必须立即送医院抢救。应严格按照规定进食,限制碳水化合物的摄入,多食蔬菜、蛋白质及脂肪类食物。

十四、失眠

失眠是指难以入睡或睡眠不久即醒、醒即难眠,甚至彻夜不眠。患者常伴有头晕脑涨、四肢乏力、精神不振、食欲不振、记忆力减退等。

1. 刮治部位及方法

步骤一:刮百会、风池穴及头后部,以及肩井、魄户、心俞穴,如图 4—14a 和 b 所示。轻刮,每处 3 分钟。

步骤二:按揉神门穴,如图 4—14c 所示。手法宜轻,3 分钟。

步骤三:刮足三里、三阴交穴后点揉行间、厉兑、涌泉(参见图 1—3)穴,如图 4—14d 所示。手法宜重,每处 3 分钟。

2. 注意事项

注意精神方面的调理,喜怒有节,心情舒畅,消除紧张与疑虑,晚餐宜清淡。应适当参加体力劳动与体育锻炼。生活要规律,养成良好的睡眠习惯。

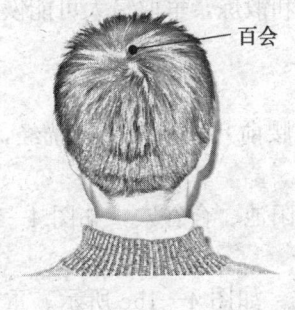

a)

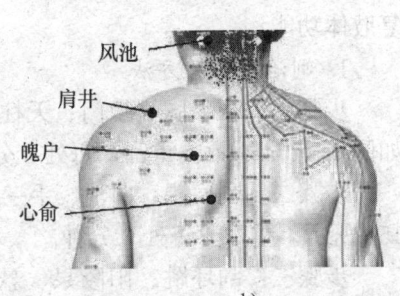

b)

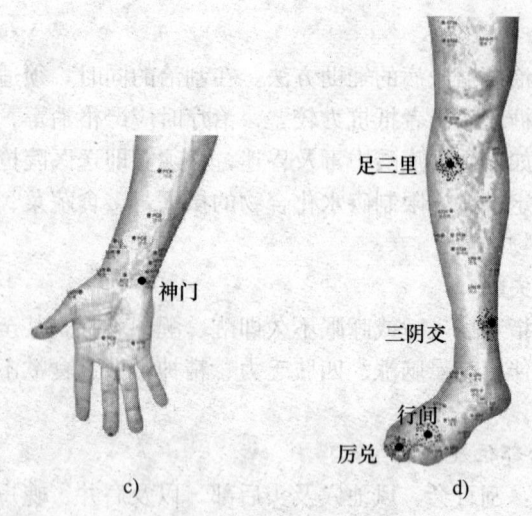

图 4—14 失眠刮治部位

十五、中风后遗症

中风后遗症是患急性脑血管病后所遗留的病症,其主要症状因脑血管病变部位不同表现为半身不遂、口眼歪斜、语言蹇涩、口角流涎、吞咽困难、手足麻木等。最常见的是半身不遂,即一侧肢体瘫痪或半瘫痪。早期的半身不遂,肢体瘫痪无力、知觉迟钝、活动功能受限。随着时间的延长,肢体逐渐趋于强直拘挛,姿势常发生改变和畸形,故应积极治疗和锻炼,争取最大可能恢复肢体功能。

1. 刮治部位及方法

步骤一:刮督脉(哑门、天柱穴至腰俞穴)和两侧膀胱经,如图 4—15a 所示。重刮,每处 3 分钟。

步骤二:刮肩髃、曲池、手三里、阳池、合谷穴,如图 4—15b 所示。重刮,每处 3 分钟。

步骤三:刮环跳、阳陵泉、悬钟穴,如图 4—15c 所示。重刮,每处 3 分钟。

步骤四：刮髀关、伏兔、足三里穴，如图 4—15c 所示。重刮，每处 3 分钟。

步骤五：按揉解溪、太冲穴，如图 4—15c 所示。重刮，每处 3 分钟。

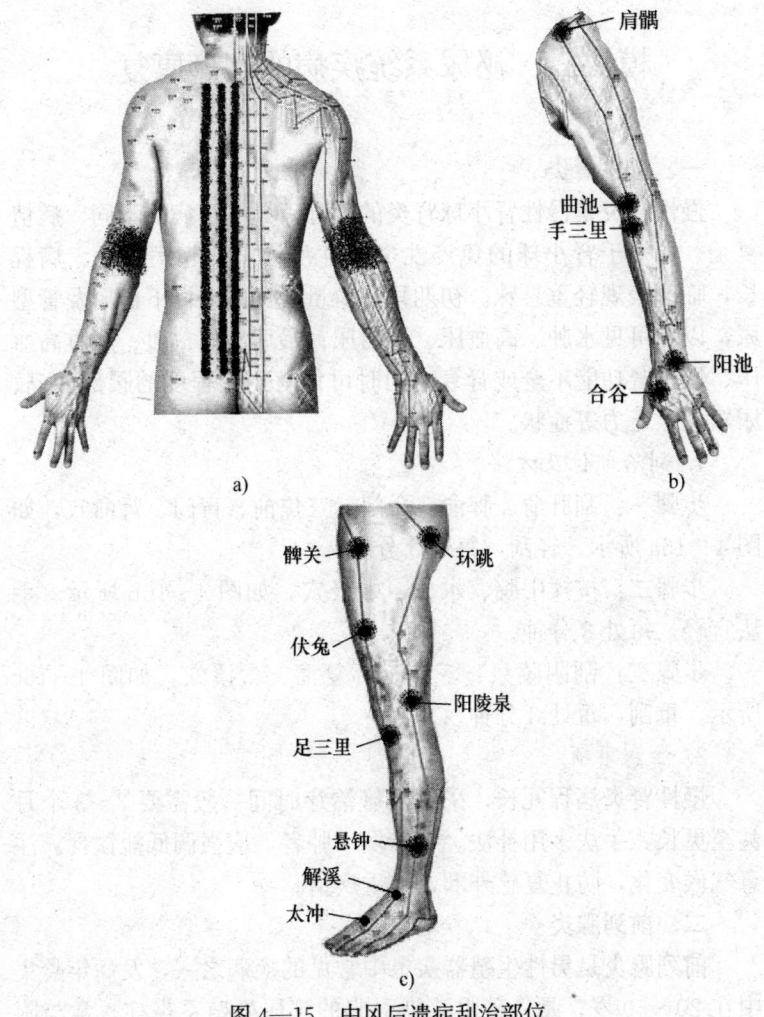

图 4—15 中风后遗症刮治部位

2. 注意事项

宜保持情志平稳，饮食得当，尽早治疗，积极锻炼。刮痧是治疗本病的辅助方法，常需配合功能锻炼、针灸、按摩等综合治疗。

模块二　泌尿系统疾病的刮痧康复

一、慢性肾炎

慢性肾炎是慢性肾小球肾炎的简称，是一组病因不同、病情复杂、原发于肾小球的免疫性炎症性疾病。其起病缓慢、病程长，临床表现轻重悬殊。初期只有少量蛋白尿或镜下血尿及管型尿，以后可见水肿、高血压、蛋白尿；最后出现贫血、严重高血压、慢性肾功能不全或肾衰，同时可伴有不同程度的腰部酸痛、尿短少、乏力等症状。

1. 刮治部位及方法

步骤一：刮肝俞、脾俞、命门、三焦俞、肓门、肾俞穴，如图 4—16a 所示。轻刮，每处 3 分钟。

步骤二：按揉中脘、水分、中极穴，如图 4—16b 所示。手法宜轻，每处 3 分钟。

步骤三：刮阴陵泉、三阴交、复溜、太溪穴，如图 4—16c 所示。重刮，每处 3 分钟。

2. 注意事项

慢性肾炎病程冗长，采用刮痧治疗时间一般需要 2~3 个月甚至更长，手法多用补法。对伴发水肿者，应强调低盐饮食。注意气候变化，防止复感外邪，加重病情。

二、前列腺炎

前列腺炎是男性生殖器疾患中常见的疾病之一，发病年龄集中在 20~50 岁，是一种由感染引起的泌尿生殖系炎症，常与附

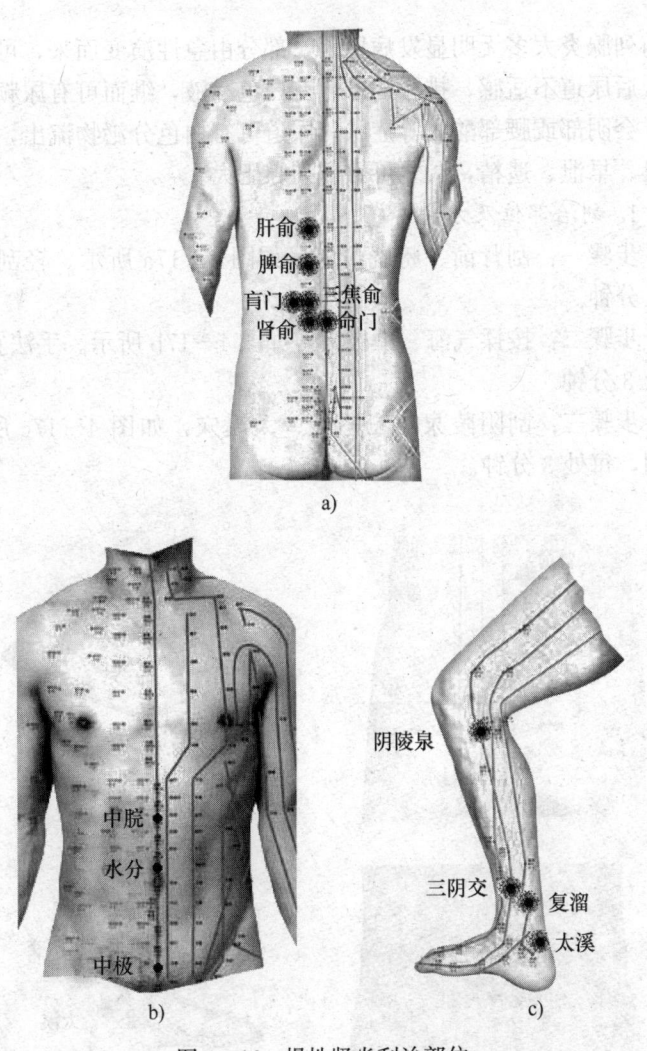

图 4—16 慢性肾炎刮治部位

睾炎、精囊炎及尿道炎同时发病。急性前列腺炎临床上颇似急性尿道感染,伴有发热、尿频、尿急、尿痛、腰部酸胀等症状;慢性前列腺炎大多无明显发病原因,部分由急性演变而来,可出现排尿后尿道不适感,排尿终末可有白色黏液,继而可有尿频、尿痛、会阴部或腰部酸胀等症状,尿道可有白色分泌物流出,常伴阳痿、早泄、遗精,久之可致前列腺肥大。

1. 刮治部位及方法

步骤一:刮肾俞、膀胱俞穴,如图4—17a所示。轻刮,每处3分钟。

步骤二:按揉气海、中极穴,如图4—17b所示。手法宜轻,每处3分钟。

步骤三:刮阴陵泉、三阴交、太溪穴,如图4—17c所示。重刮,每处3分钟。

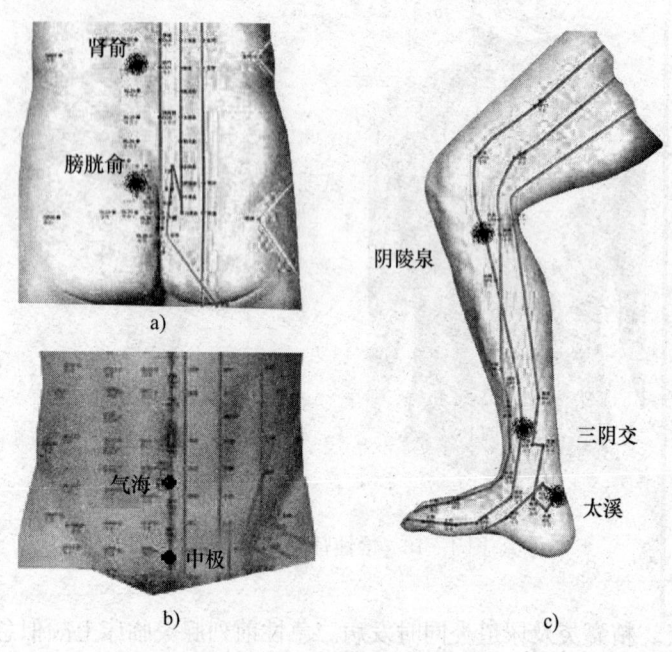

图4—17 前列腺炎刮治部位

2. 注意事项

出病一般采用中西医结合治疗，刮痧常作为一种辅助治疗手段。平时应注意清洁卫生，防止尿路感染；勿饮酒和食用辛辣等刺激性食物，以防充血水肿；加强体育锻炼，增强体质；节制性生活。

三、遗精

遗精是成年男性的一种常见症状。凡是在无性交活动的情况下发生的射精均称为遗精。在睡梦中发生的遗精称为"梦遗"，无梦而遗精的称为"滑精"。在未婚的青年男性中，80%～90%的人有遗精现象，一般1周不超过1次，大都属正常的生理现象，如果1周数次或1日数次则属病理现象（这里主要谈病理性遗精）。遗精多因神经衰弱、劳伤心脾或性交频繁、肾虚不固等所致。此外，前列腺炎、精囊炎等病症也是造成遗精的原因。遗精常伴有头晕、神疲乏力、腰酸腿软、多梦、盗汗、烦热、耳鸣等症状。

1. 刮治部位及方法

步骤一：刮心俞、命门、肾俞、志室、次髎穴，如图4—18a所示。轻刮，每处3分钟。

步骤二：按揉关元穴，如图4—18b所示。手法宜轻，3分钟。

步骤三：刮足三里、三阴交、太溪穴，如图4—11d所示。重刮，每处3分钟。

2. 注意事项

对于遗精患者，首先要注意精神调节，摒弃杂念，清心寡欲，惜精养身。其次是要避免过度的脑力紧张与劳累，加强身体锻炼，节制性生活。

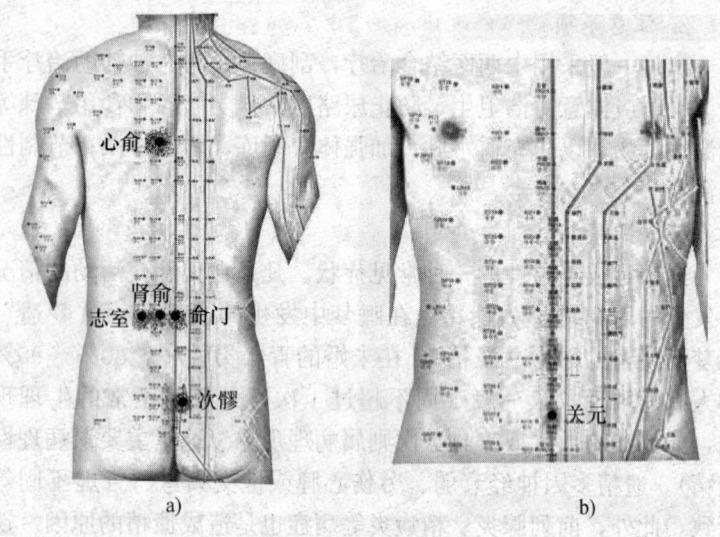

图 4—18 遗精刮治部位

模块三 骨伤科疾病的刮痧康复

一、颈椎病

颈椎病，又称颈椎综合征，多由颈椎退行性改变、增生、压迫或刺激神经根、脊髓、椎动脉和颈部交感神经等引起，也可能因风寒、外伤、劳损（反复落枕、姿势不良）等所致。临床发病缓慢，轻重不一。初期表现为颈肩部疼痛不适，颈项强直；若压迫神经，可见颈肩痛、颈枕痛，压迫第五颈椎以下者，可出现颈僵、活动受限，有一侧或两侧颈、肩、臂放射痛，并伴有手指麻木、肢冷、上肢发沉、无力、手中所持之物经常不自主地坠落地面等症状；若椎动脉受刺激或受压迫，常有眩晕、头痛、头昏、耳鸣等症状，多在头部转动时诱发其加重；若脊髓受压，可有四肢麻木、酸软无力、颈部发颤、肩臂发抖等症状，严重者活动不便；若压迫交感神经，则可出现头沉、头晕、偏头痛、心慌、胸闷、肢凉、皮肤发凉，个别患者可表现为听、视觉异常。临床上多为混合症状。

1. 刮治部位及方法

步骤一：刮风池、天柱、肩井、大杼、天宗穴和肩背部，以及膈俞、肾俞穴，如图4—19所示。轻刮，每处3分钟。

步骤二：刮曲池、列缺、合谷穴，如图4—19所示。重刮，每处3分钟。

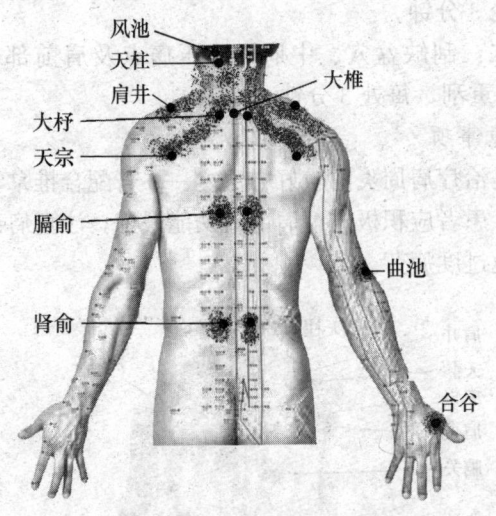

图4—19 颈椎病刮治部位

2. 注意事项

要避免长时间低头屈颈工作，经常做颈部及肩部功能锻炼，避免感受风寒，枕头高低应适中。在刮痧的同时，如配合推拿按摩效果会更好。

二、肩周炎（五十肩）

肩周炎多发于50岁左右的中老年人，故又名"五十肩"。本病是肩关节周围的软组织，如关节囊、肩韧带等退行性病变，并有渗出与细胞浸润，继而纤维化和粘连。本病早期以肩部疼痛为主，夜间疼痛感更强，并有凉、僵感。后期病变组织产生粘连，功能障碍随之产生或加重，疼痛感可略有减轻，故后期以功能障碍为主。

1. 刮治部位及方法

步骤一：刮天柱、肩井、天髎、天宗、膈关、肩贞穴和肩背部，以及肩髃、曲池、外关及上肢后外侧，如图4—20a所示。重刮，每处3分钟。

步骤二：刮缺盆穴、中府穴、压痛点及肩前部，如图4—20b所示。重刮，每处3分钟。

2. 注意事项

刮痧是治疗肩周炎的较好方法之一。若配合推拿、针灸，其疗效更好。患者应积极进行肩部的功能锻炼，注意肩部保暖以防风寒，避免过度疲劳。

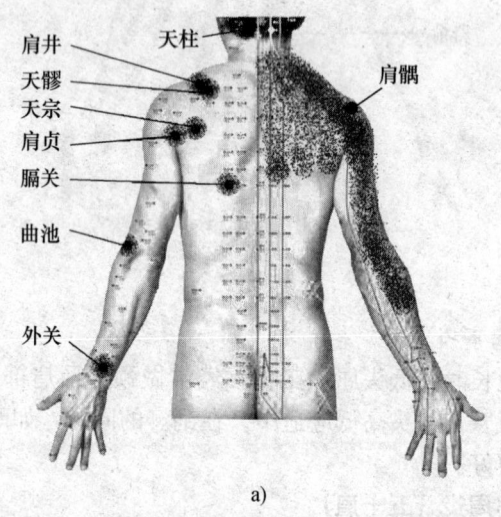

a)

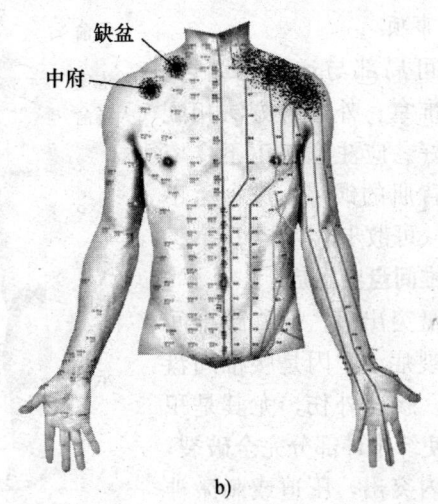

b)

图4—20 肩周炎刮治部位

三、慢性腰痛（腰肌劳损）

慢性腰痛（腰肌劳损）主要是指腰骶部肌肉、筋膜、韧带等软组织的慢性损伤，常由于习惯性不良姿势、过度弯腰或急性损伤后未及时治疗，或治疗不彻底、反复损伤，或冒雨受寒、受湿，以及先天畸形等所致。其临床表现为长期、反复发作的腰背痛，时轻时重，劳累后加剧，休息后减轻，并与气候变化有一定关系，腰腿活动一般无明显障碍，部分患者伴有脊柱侧弯、腰肌痉挛、下肢出现牵涉痛等症状。

1. 刮治部位及方法

步骤一：刮志室、肾俞、大肠俞穴，如图4—21所示。轻刮，每处3分钟。

步骤二：刮委中、委阳、阳陵泉、承山穴，如图4—21所示。重刮，每处3分钟。

步骤三：点揉昆仑穴，如图4—21所示。手法宜重，3分钟。

2. 注意事项

刮治时可局部与远端相结合。若与针灸、推拿、外敷等方法相配合，效果更好。应注意纠正不良姿势，加强腰背肌的锻炼，进食后不要立即平卧（可散步），减少房事。

四、腰椎间盘突出症

腰椎间盘突出症，又称腰椎间盘纤维环破裂症，主因是腰椎间盘退行性病变，腰部外伤，尤其是积累性劳损，使纤维环部分完全破裂，髓核向椎管内突出，压迫或刺激神经根与脊髓而引起腰腿痛综合征。

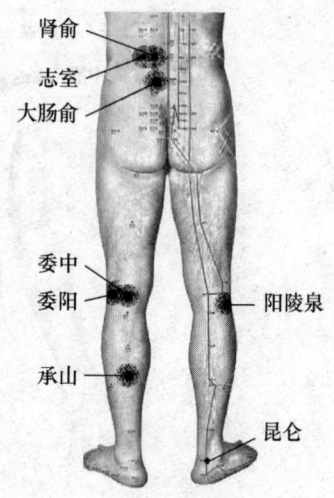

图4—21 慢性腰痛刮治部位

临床上绝大多数纤维环破裂都发生在4、5腰椎和腰5、骶1之间的椎间盘，其突出偏向一侧。本病多见于20～40岁男性。多数病人腰部有急性扭伤或慢性劳损，并有较长时间、反复发作的腰痛史，有些病例无明显外伤，只是突然发生较猛的咳嗽或打喷嚏，或在睡觉时腰部受寒着凉后诱发本病。腰痛轻重不一，重者可影响翻身和站立，休息后减轻，劳累后加剧。疼痛可沿坐骨神经分布区放射，病后，病人小腿后外侧或足背、足跟、足掌等处可有麻木感或感觉减退。

1. 刮治部位及方法

步骤一：刮肾俞、大肠俞、次髎穴，如图4—22a所示。轻刮，每处3分钟。

步骤二：刮环跳、殷门、委中、阳陵泉、承山、悬钟穴，如图4—22b所示。重刮，每处3分钟。

步骤三：点揉昆仑穴3分钟。手法宜重，如图4—22b所示。

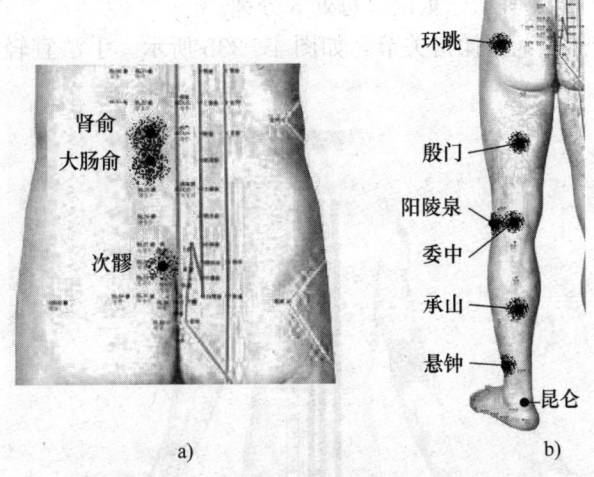

图 4—22 腰椎间盘突出症刮治部位

2. 注意事项

刮痧治疗对改善腰椎间盘突出症有一定作用。对症状严重者须结合牵引、理疗、手术等综合方法治疗。患者应卧硬板床，保护腰部免受风寒等外邪，避免急或强的扭腰活动。

五、类风湿性关节炎

类风湿性关节炎，又称萎缩性关节炎、风湿样关节炎，是一种病因未定、具有关节炎性变化及免疫系统异常的慢性全身性疾病。可侵犯骨膜、软骨、韧带、肌腱、骨组织，最后引起关节畸形，并有骨骼肌萎缩。其特点是多数关节呈对称性炎性损害。早期关节疼痛、肿胀及运动障碍，晚期关节僵硬、畸形、肌肉萎缩、功能丧失。此病多发于青壮年，女性多于男性。起病多缓慢，患病前期可有反复的上呼吸道感染史，而后先有单个关节疼痛，然后才有多数关节受累的表现。病变多从远端小关节开始红、肿、热、痛到运动障碍。

1. 刮治部位及方法

步骤一：刮督脉、两侧膀胱经（胸1～骶4）及肘关节前后，如图 4—15a 所示。重刮，每处 3 分钟。

步骤二：按揉指关节，如图 4—23b 所示。手法宜轻，每处 3 分钟。

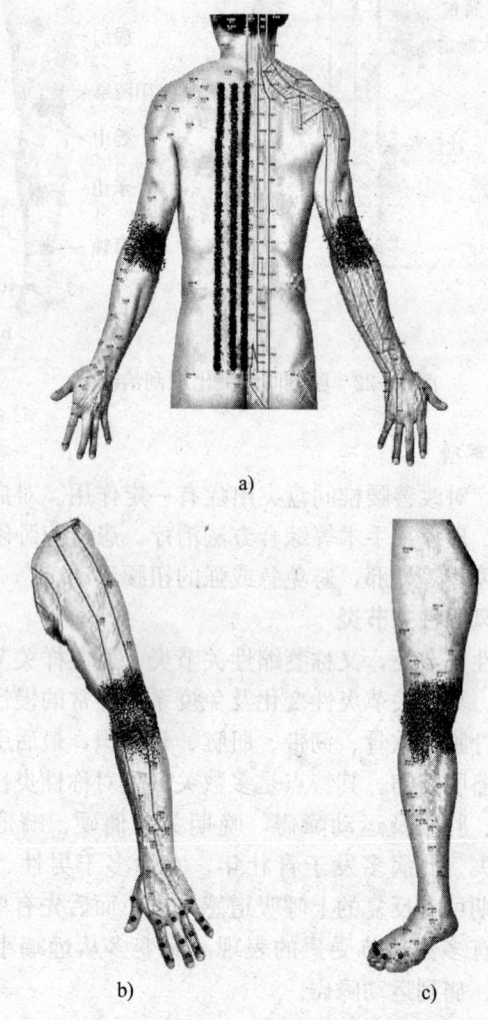

图 4—23　类风湿性关节炎刮治部位

步骤三：刮膝关节前后，点揉趾关节，如图 4—23c 所示。手法宜重，每处 3 分钟。

2. 注意事项

刮痧治疗的同时应配合药物治疗。若患者在发热、关节肿痛的急性期，则应卧床休息。

模块四　皮肤科疾病的刮痧康复

一、痤疮

痤疮是青春发育期常见的皮脂腺疾病，又称肺风粉刺，好发于颜面、上胸、肩、背部。其病因是由于青春期性腺成熟、睾丸酮分泌增加，皮脂腺代谢旺盛，排泄增多，使其成分有所改变，过多的皮脂堵塞于毛囊口，加上细菌等侵入引起发炎。本病的发生与过食脂肪或糖类、消化不良、休息欠佳等因素有关。本病在青春期过后多数患者可自愈。

1. 刮治部位及方法

步骤一：刮肺俞、肾俞穴，如图 4—24a 所示。轻刮，每处 3 分钟。

步骤二：刮曲池、合谷穴，如图 4—24b 所示。重刮，每处 3 分钟。

步骤三：刮足三里、丰隆、三阴交穴，如图 4—24c 所示。重刮，每处 3 分钟。

2. 注意事项

刮痧治疗的同时应注意早睡早起，生活规律，保证充分睡眠，保持患部清洁，不滥用化妆品和药物，不吃辛辣刺激性食物，多吃新鲜蔬菜和水果，多饮开水。

二、神经性皮炎

神经性皮炎是一种慢性皮肤炎症，多见于成年人，可分为局限型和播散型两种，常见为局限型。临床上表现为皮损局部阵发性皮肤瘙痒、皮肤增厚、皮纹加深和表面出现圆形、多角形扁平丘疹为特征。现代医学认为，本病病因可能与神经系统功能障碍、大脑皮层兴奋和抑制过程平衡失调有关，精神因素被认为是主要诱因，情绪紧张、工作过劳、恐惧焦虑都可促使皮炎发生和复发。摩擦、搔抓或其他机械物理性刺激及昆虫叮咬等也易诱发神经性皮炎。

1. 刮治部位及方法

步骤一：刮风池、大椎、膈俞穴，如图4—25a所示。轻刮，每处3分钟。

步骤二：刮曲池、内关、神门穴，如图4—25b所示。重刮，每处3分钟。

步骤三：刮委中、血海、阴陵泉、三阴交穴，如图4—25c和d所示。重刮，每处3分钟。

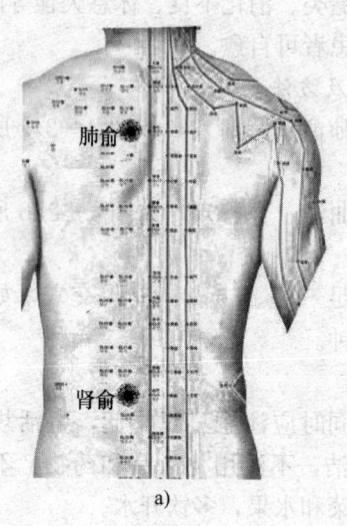

a)

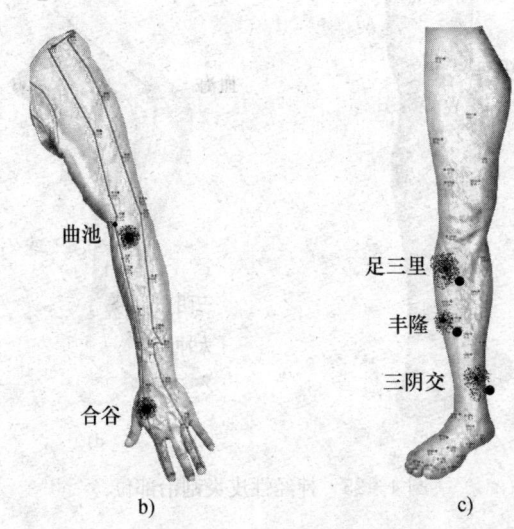

图 4—24 痤疮刮治部位

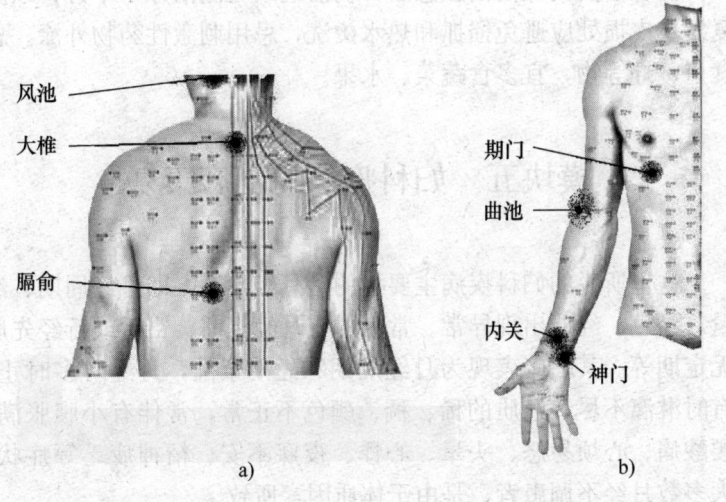

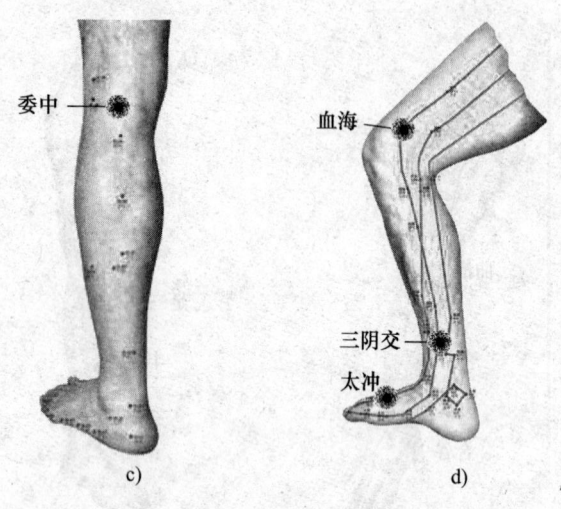

图 4—25 神经性皮炎刮治部位

2. 注意事项

神经性皮炎经刮治痊愈后,仍需继续巩固治疗 1 个月,以防复发。皮损处应避免搔抓和热水烫洗,忌用刺激性药物外涂。忌食鱼、虾等物,宜多食蔬菜、水果。

模块五　妇科疾病的刮痧康复

这里所说的妇科疾病主要指的是月经不调,即月经周期、经量、经色、经质出现异常。常见的有月经提前、错后或行经先后无定期等。其临床表现为月经周期和经期紊乱,月经时多时止,有时淋漓不尽,经质的稀、稠、颜色不正常,常伴有小腹胀满、腰酸痛、心烦易怒、头晕、心悸、夜寐不安、精神疲乏等症状。大多数月经不调患者,是由于体质因素所致。

一、刮治部位及方法

步骤一：刮肝俞、脾俞、次髎穴，如图 4—26a 所示。轻刮，每处 3 分钟。

步骤二：点揉气海、关元穴，如图 4—26b 所示。手法宜轻，每处 3 分钟。

步骤三：刮三阴交穴后按揉隐白、大敦穴，如图 4—26c 所示。手法宜重，每处 3 分钟。

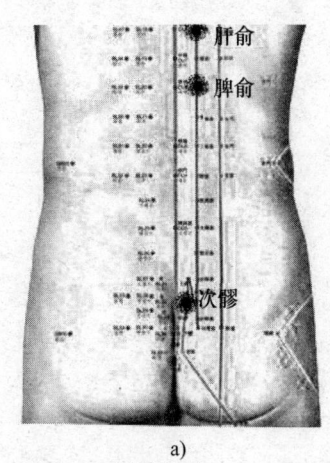

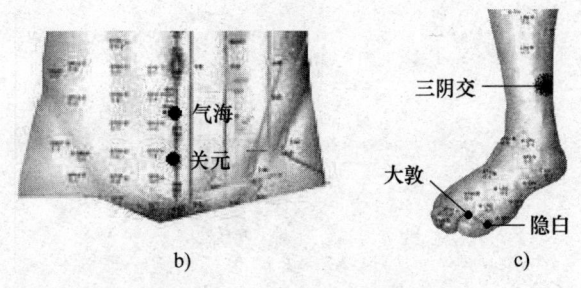

图 4—26 月经不调刮治部位

二、注意事项

注意经期卫生,保持阴部清洁,内裤要勤洗勤换,特别要注意下半身不要着凉。保持心情舒畅,适当参加轻体力劳动,经期应禁止性生活。